2025 年版

理学療法士 国家試験
過去問題集
専門問題10年分

電気書院編集部 編

ま　え　が　き

このたびは本書をご利用いただき、誠に有難うございます。

　本書は、理学療法士国家試験の第50回より第59回までの10年間の専門分野の問題を各年度ごとに収録しています。

　10年分の問題を解くことによって、出題傾向や出題範囲の把握に役立ちます。国家試験に合格するためには、毎年のように出題される頻度の高い問題をおさえることが必須です。同じテーマの問題でもバリエーションを多く解くことによって、単なる解答の暗記ではなくテーマの理解を深めることにもつながります。また、出題頻度の低い問題でも出題実績のある問題は、新たに出題される可能性がないとはいえません。一度目を通しておくと、実際に本試験で出題された時に慌てることはありません。

　国家試験まで限られた時間での取り組みとなるため、効率のよい学習が望まれます。テキスト等である程度学習をすすめてみて、この問題集にチャレンジして達成度を確かめてみて下さい。また、直前に実践さながらにチャレンジして自信を深めることも重要です。

　本書の問題を繰り返し解くことにより確かな実力をつけ、本試験では、見事合格されますよう、心よりお祈り申し上げます。

（参考）
　令和6年2月に実施された第59回理学療法士国家試験の合格者数等は下記のとおりです。

	出願者数	受験者数	合格者数	合格率
理学療法士国家試験	13,276人	12,629人	11,282人	89.3%

目　次

●●●●●第 50 回　問題●●●●●

午前1　関節可動域測定法（日本整形外科学会、日本リハビリテーション医学会基準による）で正しいのはどれか。2つ選べ。

午前2　関節可動域測定法（日本整形外科学会、日本リハビリテーション医学会基準による）で誤っているのはどれか。

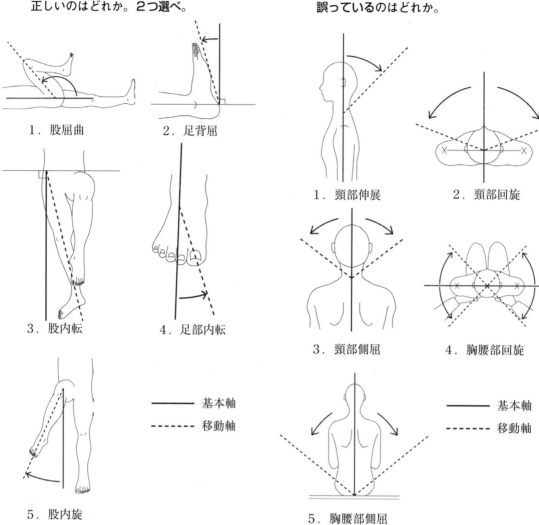

1．股屈曲　　2．足背屈

3．股内転　　4．足部内転

5．股内旋

―――　基本軸
- - - -　移動軸

1．頸部伸展　　2．頸部回旋

3．頸部側屈　　4．胸腰部回旋

5．胸腰部側屈

―――　基本軸
- - - -　移動軸

午前3　Daniels らの徒手筋力テスト（股関節伸展の検査）を図に示す。正しいのはどれか。2つ選べ。

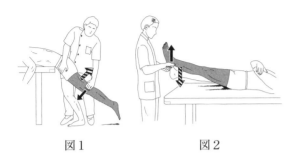

◀━□□□　被検者自身による運動の方向
◀━━━　検査者による抵抗の方向

図1　　　　　　　図2

1．図1の肢位で段階2を検査できる。
2．図1は大殿筋のみを分離して伸展力を検査している。
3．図1は股関節屈曲拘縮がある場合のための変法である。
4．図2の方法では両側同時に検査する。
5．図2の方法では段階5～段階2まで検査できる。

午前4　Daniels らの徒手筋力テストで右外腹斜筋と左内腹斜筋の検査を図に示す。右の肩甲骨下角を台から離すことができた。判断できる最も低い段階はどれか。

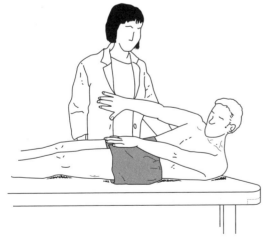

1．段階1
2．段階2
3．段階3
4．段階4
5．段階5

次の文により5、6の問いに答えよ。

65歳の男性。右利き。脳梗塞による片麻痺。Brunnstrom 法ステージは上肢、手指、下肢ともにⅢ。回復期リハビリテーション病棟では車椅子で移動している。発症後3か月の頭部 MRI を示す。

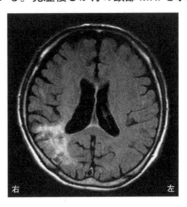

午前5　出現しやすい症状はどれか。
1．観念失行
2．左右障害
3．純粋失読
4．半側空間無視
5．非流暢性失語

午前6　この患者が基本動作練習を開始した際に観察されるのはどれか。
1．左側からの方が起き上がりやすい。
2．座位練習で右手を支持に使うことができない。
3．立位保持では両下肢に均等に荷重ができる。
4．車椅子駆動の際に廊下の左側によくぶつかる。
5．練習を繰り返しても装具装着の手順を間違える。

午前7　19歳の男性。オートバイ事故による頭部外傷で入院加療中。受傷後1か月。JCS（Japan coma scale）はⅠ-1。右上下肢はよく動かすが、左上下肢の筋緊張は亢進し、上肢屈曲位、下肢伸展位の姿勢をとることが多い。座位保持は可能であるが、体幹の動揺がみられる。この時期の理学療法で適切なのはどれか。2つ選べ。
1．介助なしでのT字杖を用いた歩行練習
2．臥位での左上肢の Frenkel 体操
3．座位での左下肢筋の持続伸張
4．立位でのバランス練習
5．階段を降りる練習

午前8　62歳の男性。5年前に脊髄小脳変性症と診断され、徐々に歩行障害が進行している。体幹失調が顕著で、下肢には協調運動障害があるが筋力は保たれている。歩隔をやや広くすることで左右方向は安定しているが、前後方向への振り子様の歩容がみられる。最近になって自力歩行が困難となり、理学療法で歩行器を用いた歩行を練習している。この患者の歩行器に工夫すべき点で適切なのはどれか。
1．サドル付型を用いる。
2．ピックアップ型を用いる。
3．歩行器は軽量のものを選ぶ。
4．上肢支持面の側方に重錘を装着する。
5．上肢支持面は前腕部で支持できる高さにする。

午前9　25歳の女性。交通事故で頸椎脱臼骨折を受傷した。脊髄ショック期は脱したと考えられる。MMTで、肘屈曲は徒手抵抗に抗する運動が可能であったが、手関節背屈は抗重力位での保持が困難であった。肛門の随意的収縮は不能で、肛門周囲の感覚も脱失していた。目標とする動作で適切なのはどれか。
1．起き上がり
2．自動車運転
3．側方移乗
4．電動車椅子操作
5．トイレ移乗

次の文により10、11の問いに答えよ。
　27歳の男性。企業のラグビー選手として試合中に転倒し、左肩痛を訴えて受診した。来院時のエックス線単純写真を示す。

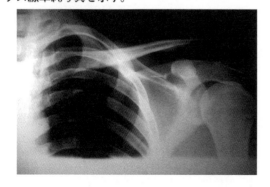

午前10　この写真から判断できる所見はどれか。
1．肩腱板断裂
2．肩甲上腕関節脱臼
3．肩鎖関節脱臼
4．鎖骨骨折
5．上腕骨骨頭骨折

午前11　患者はスポーツ選手を継続することを希望している。治療として適切なのはどれか。
1．安　静
2．手術療法
3．超音波療法
4．ギプス固定
5．ホットパック

午前12　4歳の男児。痙直型両麻痺。GMFCS（gross motor function classification system）レベルⅢ。立位姿勢を図に示す。理学療法で適切なのはどれか。

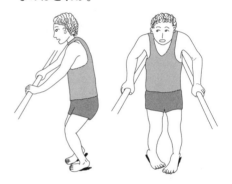

1．股関節内旋筋の促通
2．ハムストリングスの促通
3．腹筋群と殿筋群の同時収縮の促通
4．長下肢装具の使用
5．両側T字杖の使用

午前13　60歳の男性。両下肢のしびれと間欠性跛行とを認める。足背動脈の触知は可能で、体幹を前屈することによって歩行が容易となる。症状を改善するのに適している装具はどれか。
1．Boston型装具
2．Jewett型装具
3．Milwaukee型装具
4．Steindler型装具
5．Williams型装具

次の文により 14、15 の問いに答えよ。

　85 歳の男性。脳梗塞の既往がある。2、3 か月前から食事中にむせることが多くなっていた。3 日前から元気がなく、昨晩から発熱と意識障害とがみられたため救急搬送され気管挿管の上、入院となった。体温 38.0℃、呼吸数 25/ 分、左胸部に肺胞呼吸音、右胸部に水泡音が聴取された。エックス線写真を示す。

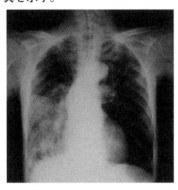

午前 14　この患者の症状が生じている原因として最も考えられるのはどれか。
　1．気　胸
　2．心不全
　3．肺水腫
　4．間質性肺炎
　5．誤嚥性肺炎

午前 15　この患者の病変が生じている部位に痰が貯留している場合の排痰体位として最も適切なのはどれか。

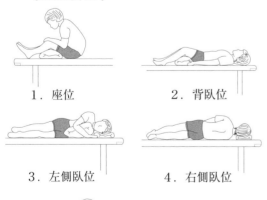

　1．座位　　　　　　　2．背臥位

　3．左側臥位　　　　　4．右側臥位

　5．45°前方に傾けた右側臥位

午前 16　70 歳の男性。身長 170cm、体重 60kg。慢性心不全で NYHA 分類 class Ⅱ。在宅におけるリハビリテーションを行っている。在宅での生活と運動指導で正しいのはどれか。
　1．安静時間を長くする。
　2．Borg 指数で 15 程度の運動を勧める。
　3．体重増加は栄養改善の良い指標である。
　4．疲労感が残存しているときは運動を休む。
　5．症状に特別な変化がない場合は服薬を中止する。

午前 17　80 歳の女性。多発性脳梗塞。動作の観察から、明らかな運動麻痺はみられないが軽度の感覚障害が予想される。軽度の認知症があり、口頭での詳細な手順の説明は理解しにくい。深部感覚検査として適切なのはどれか。
　1．非検査肢の自動運動による模倣試験
　2．非検査肢の他動運動による模倣試験
　3．検査肢の自動運動による再現試験
　4．検査肢の他動運動による再現試験
　5．関節定位覚（母指探し）検査

午前 18　62 歳の男性。スパイログラムのフローボリューム曲線を図に示す。最も考えられるのはどれか。

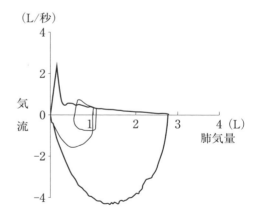

　1．肺　癌
　2．肺線維症
　3．肺葉切除後
　4．上気道狭窄
　5．慢性閉塞性肺疾患

午前19 82歳の女性。1人暮らし。2階建て住居の1階にある居室でベッドを使用していた。敷居につまずき転倒し、大腿骨転子部骨折を受傷した。骨接合術後、屋内歩行は自立し、屋外歩行はT字杖にて5分程度可能となった。自宅に退院するにあたり適切なのはどれか。

1．敷居の高さは5cmに統一する。
2．居室にじゅうたんを敷く。
3．玄関に手すりを設置する。
4．スリッパを使用する。
5．寝具は床に敷く。

午前20 60歳の男性。脳梗塞による片麻痺と高次脳機能障害に対して理学療法を実施している。時折、能力以上の動作を行おうとするために転倒のリスクが指摘されていた。理学療法終了後、搬送担当者がわずかに目を離した間に立ち上がりバランスを崩して床に座りこんだが、明らかな打撲や血圧の変化はみられなかった。対応として適切でないのはどれか。

1．家族に経過を説明する。
2．再発防止の具体案を提案する。
3．口頭で速やかに主治医へ報告する。
4．発生した状況を詳細に文書で報告する。
5．理学療法士に責任がないことを明確にする。

午前21 関節可動域測定法（日本整形外科学会、日本リハビリテーション医学会基準による）の運動方向と参考可動域の組合せで正しいのはどれか。2つ選べ。

1．肩伸展 ——— 60°
2．手撓屈 ——— 25°
3．肘伸展 ——— 10°
4．肩外旋 ——— 80°
5．肩甲帯伸展 —— 20°

午前22 肘関節を最大伸展させたときの表記で屈曲拘縮を示すのはどれか。2つ選べ。

1．屈曲 － 10°
2．屈曲 10°
3．伸展 － 10°
4．伸展 0°
5．伸展 10°

午前23 Daniels らの徒手筋力テストで、腓腹筋の検査をする際に代償的に働く筋はどれか。

1．後脛骨筋
2．前脛骨筋
3．長母指伸筋
4．長指伸筋
5．母指外転筋

午前24 脊髄小脳変性症に比べて多発性硬化症に特徴的なのはどれか。

1．痙縮
2．運動失調
3．嚥下障害
4．構音障害
5．有痛性けいれん

午前25 視床出血の発症後2か月で患側上肢にアロディニアを認める。発症要因はどれか。

1．中枢神経系の可塑的変化
2．上肢屈筋群の筋緊張の亢進
3．肩関節周囲筋への運動の過負荷
4．腱板部分断裂による炎症
5．肘関節の拘縮変形

午前26 脳卒中で小脳皮質から上小脳脚に病巣がある場合にみられやすい症状はどれか。

1．感覚障害
2．運動麻痺
3．ジストニア
4．動作時振戦
5．パーキンソニズム

午前27 球麻痺から発症した筋萎縮性側索硬化症で歩行が可能な患者への対応で正しいのはどれか。

1．胸部のストレッチを指導する。
2．呼吸機能評価を1年に1回行う。
3．栄養指導は誤嚥を認めてから行う。
4．早期からプラスチック短下肢装具を導入する。
5．鉄アレイを用いた上肢筋力トレーニングを指導する。

午前 28　Duchenne 型筋ジストロフィー児にみられる異常歩行はどれか。
1．踵打ち歩行
2．小刻み歩行
3．逃避性歩行
4．動揺性歩行
5．酩酊歩行

午前 29　遠城寺式乳幼児分析的発達検査表で、月齢と獲得している機能の組合せで正しいのはどれか。
1．5か月 ―― 人見知りをする。
2．6か月 ―― ものにつかまって立っている。
3．11か月 ―― コップを自分で持って飲む。
4．12か月 ―― 積木を2つ重ねる。
5．15か月 ―― 自分の姓名を言う。

午前 30　二分脊椎の病変部位と特徴の組合せで正しいのはどれか。
1．第12胸髄 ―― 長下肢装具を装着し、杖を使わずに歩行可能
2．第1腰髄 ―― 短下肢装具を装着し、杖を使わずに歩行可能
3．第2腰髄 ―― 下肢装具は使わずに、松葉杖を用いて歩行可能
4．第3腰髄 ―― 尖足変形
5．第4腰髄 ―― 踵足変形

午前 31　胸郭出口症候群に最も関与するのはどれか。
1．胸　骨
2．胸鎖乳突筋
3．肩甲骨
4．前斜角筋
5．大胸筋

午前 32　股関節に屈曲拘縮がある場合に陽性を示すのはどれか。
1．Bragard テスト
2．Buerger テスト
3．Lachman テスト
4．McMurray テスト
5．Thomas テスト

午前 33　上腕骨骨折について正しいのはどれか。
1．顆上骨折は高齢者に多い。
2．近位部骨折は小児に多い。
3．近位部骨折では外転位固定を行う。
4．骨幹部骨折では骨壊死が起こりやすい。
5．骨幹部骨折では橈骨神経麻痺が起こりやすい。

午前 34　極超短波による物理療法で正しいのはどれか。
1．蓄熱による熱傷の可能性がある。
2．ホットパックより深達度は浅い。
3．悪性新生物に対する治療効果がある。
4．金属プレート挿入部への照射は可能である。
5．閉塞性動脈硬化症の患肢への照射は効果的である。

午前 35　大腿義足の膝継手におけるイールディング機構の機能で正しいのはどれか。
1．立脚相での膝折れの防止
2．立脚相での膝過伸展の防止
3．遊脚相での膝伸展の補助
4．遊脚相での膝屈曲の補助
5．遊脚相での膝過屈曲の防止

午前 36　膝離断義足のソケットの利点で誤っているのはどれか。
1．断端での体重負荷が可能
2．膝継手の設定の簡便性
3．回旋方向の安定性
4．前後方向の安定性
5．良好な懸垂機能

午前 37　尺骨神経麻痺による鷲手変形に対する上肢装具はどれか。
1．ナックルベンダー
2．パンケーキ型装具
3．Thomas 型懸垂装具
4．Oppenheimer 型装具
5．Rancho 型長対立装具

午前38　小児疾患と補装具の組合せで正しいのはどれか。
1．二分脊椎 ―― Denis Browne スプリント
2．Perthes 病
　　　　　　　―― 股関節外転装具
3．大腿骨頭すべり症
　　　　　　　―― 交互歩行装具（RGO）
4．発育性股関節形成不全
　　　　　　　―― S.W.A.S.H. 装具
　　　　　　　（standing,walking and sitting hip orthosis）
5．Duchenne 型筋ジストロフィー
　　　　　　　―― 背屈制限付短下肢装具

午前39　運動負荷テストによって得られた最大酸素摂取量が 2.10L/ 分であった。最大運動時の代謝当量（METs）はどれか。ただし、被検者の体重は 50.0kg とする。
1．　6METs
2．　8METs
3．10METs
4．12METs
5．14METs

午前40　運動後に低血糖症状を起こしやすい薬物治療中の糖尿病患者への運動療法として適切なのはどれか。
1．段階的に運動量を増やす。
2．運動の頻度を週 1 回とする。
3．食後 30 分以内に運動を開始する。
4．インスリン注射直後に運動を開始する。
5．高強度の筋力トレーニングを主体とする。

午前41　患者がある方向へ運動しようとする際に、運動を行う直前に理学療法士が反対方向へ徒手的な刺激を加えることで、目的とする運動が誘導されやすくなる。この現象に関与しているのはどれか。
1．相反抑制
2．伸張反射
3．屈曲反射
4．遠心性模写
5．作用・反作用の法則

午前42　等尺性運動で誤っているのはどれか。
1．関節運動を伴わない筋収縮である。
2．等張性運動に比べて血圧が上昇しやすい。
3．等運動性運動に比べて筋力の増強効果が小さい。
4．等張性運動に比べて収縮時の筋血流は減少する。
5．等張性運動に比べて筋持久力の増強効果が大きい。

午前43　FBS（functional balance scale）で正しいのはどれか。2つ選べ。
1．14 項目からなる。
2．得点が高いほどバランス能力は高い。
3．1 項目は 4 段階の評定尺度で判定する。
4．転倒リスクのカットオフ値は 52 点である。
5．外乱負荷への反応を中心とした検査である。

午前44　6 分間歩行テストで誤っているのはどれか。
1．テストは 2 回施行する。
2．被検者の横に並んで歩く。
3．自覚症状の変化を記録する。
4．被検者に残りの時間を伝える。
5．6 分間の総歩行距離で評価する。

午前45　FIM の評定で正しいのはどれか。2つ選べ。
1．食事 1 点：咀嚼や嚥下は可能であるが、食べ物を口に全く運ばない。
2．トイレ動作 1 点：日中 6 回修正自立で行い、夜間 2 回全介助で行っている。
3．排便管理 4 点：坐薬を月に 4 回挿入してもらっている。
4．移動 4 点：車椅子で 50 m 以上自走できるが曲がるたびに介助が必要となる。
5．記憶 2 点：よく出会う人を認識し、日課を思い出せるが、命令に従えるのは 1 段階までである。

午前46　国際生活機能分類（ICF）における第1レベルまでの分類で環境因子はどれか。2つ選べ。
1．態　度
2．対人関係
3．家庭生活
4．支援と関係
5．コミュニティライフ・社会生活・市民生活

午前47　腹膜透析を継続している慢性腎不全患者について正しいのはどれか。
1．貧血を合併しやすい。
2．身体障害者手帳を取得できない。
3．週に2回程度の通院が必要となる。
4．透析導入後は運動制限が大きくなる。
5．血液透析に比べて血圧変動が大きい。

午前48　運動学習について正しいのはどれか。
1．野球のスウィングは連続的スキルに分類できる。
2．覚醒レベルとパフォーマンスの向上との関係はない。
3．運動技能の向上に伴い運動に対する注意は増加する。
4．前の学習が後の学習を促進することを正の保持という。
5．学習を促すために結果の知識（KR）の相対頻度を低下させる。

午前49　吸引操作の合併症として誤っているのはどれか。
1．不整脈
2．肺胞虚脱
3．肺うっ血
4．低酸素血症
5．気管支攣縮

午前50　介護保険制度で正しいのはどれか。
1．第1号被保険者は40〜64歳までが該当する。
2．要介護認定の申請は都道府県に対して行う。
3．要介護認定の判定の際、主治医意見書は必要ない。
4．介護支援専門員は介護サービス計画を作成する。
5．要支援1では地域密着型介護予防サービスの給付はない。

午後1　関節可動域測定法（日本整形外科学会、日本リハビリテーション医学会基準による）で正しいのはどれか。2つ選べ。

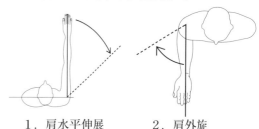

1．肩水平伸展　　　　2．肩外旋

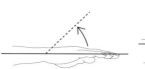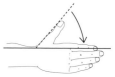

3．手伸展　　　　　4．母指尺側内転

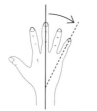

――――――　基本軸
-----------　移動軸

5．小指外転

午後2　Daniels らの徒手筋力テストにおける開始
　　　　肢位を図に示す。段階3の検査の対象として
　　　　適切でないのはどれか。

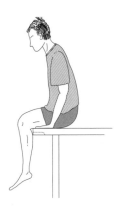

1．腸腰筋
2．縫工筋
3．前脛骨筋
4．大腿四頭筋
5．股関節内旋筋群

午後3　Daniels らの徒手筋力テストで、段階2の
　　　　測定肢位で正しいのはどれか。2つ選べ。

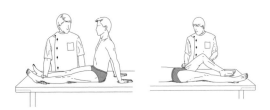

1．小殿筋　　　　　　2．縫工筋

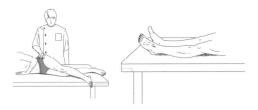

3．腸腰筋　　　　　　4．後脛骨筋

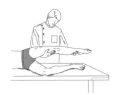

5．ハムストリングス

午後4　Daniels らの徒手筋力テストの結果を表に
　　　　示す。考えられる疾患はどれか。

	右	左
眼輪筋	F	F
口角挙筋	F	NF
口輪筋	F	NF
前頭筋	F	F
鼻　筋	F	NF

1．被殻出血
2．Bell 麻痺
3．重症筋無力症
4．Ramsay Hunt 症候群
5．筋強直性ジストロフィー

午後5　55歳の男性。突然のめまいを自覚し、歩
　　　　行困難を呈したため搬送された。頭部 MRI
　　　　の T1 強調像を示す。みられる所見はどれか。

1．JCS Ⅲ -100
2．左顔面の痛覚低下
3．左上肢の小脳失調
4．右上肢の運動麻痺
5．左下肢の深部感覚低下

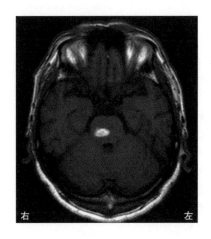

午後6 87歳の女性。脳卒中による重度の右片麻痺。回復期リハビリテーション病棟に入院中。座位での基本動作は自立。認知機能は保たれている。短下肢装具と4点杖で5mまでは自力での歩行が可能。介助があればT字杖で20m程度の歩行は可能。ここ2か月は状態に大きな変化はみられない。最近、介護老人保健施設への退院が決まった。退院後の生活上の移動手段で実用的なのはどれか。

1．T字杖を使用した介助歩行
2．4点杖を使用した自力歩行
3．4点杖を使用した介助歩行
4．手すりを利用した自力歩行
5．車椅子

午後7 50歳の男性。Parkinson病。発症後5年を経過し、すくみ足が出現してきている。自宅で転倒が頻回に生じている。転倒予防として自宅の廊下に模様を入れる際に効果的な図柄はどれか。

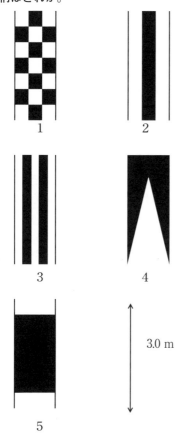

午後8 25歳の男性。Guillain-Barré症候群。発症後3日で運動麻痺は進行しており、呼吸筋麻痺のため人工呼吸器管理中である。理学療法で適切でないのはどれか。

1．体位変換
2．筋力増強運動
3．胸郭ストレッチ
4．関節可動域運動
5．30°程度のリクライニング位

午後9 65歳の男性。4歳時に急性灰白髄炎に罹患し右下肢麻痺となった。歩行時には右膝を右手で押さえながら歩いていた。55歳ころから腰痛を自覚するようになり、最近は歩行時の疲労が増し下肢の冷感が強くなってきたため受診した。身長160cm、体重75kg（30歳時と比較して20kg増加）。筋力はMMTで、右大腿四頭筋と右前脛骨筋は段階1である。ポリオ後症候群と診断され、理学療法を行うことになった。理学療法として適切なのはどれか。

1．自転車エルゴメーターによる有酸素運動
2．右下肢装具を装着しての歩行練習
3．右大腿四頭筋の筋力増強運動
4．四つ這いでの移動練習
5．車椅子による移動

午後10 26歳の男性。仕事中の事故によって頸髄損傷を生じた。S4、5領域の運動機能と感覚機能とは完全に喪失していた。徒手筋力テストの結果を表に示す。到達可能と予測される動作はどれか。

横隔膜	5
短橈側手根伸筋	2
深指屈筋	0
上腕二頭筋	4
上腕三頭筋	2
小指外転筋	0

1．更衣
2．自己導尿
3．プッシュアップ動作
4．自助具を用いた食事動作
5．ベッドから車椅子への移乗動作

午後 11　75歳の女性。交通事故により受傷。救急搬送時のエックス線写真を示す。遠位骨片を短縮転位させる主な筋はどれか。

1．中殿筋
2．小殿筋
3．腸腰筋
4．上双子筋
5．大腿直筋

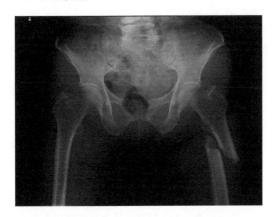

午後 12　50歳の女性。アキレス腱断裂に対する縫合術後4週目において、軟部組織の伸張性増大の目的で行う超音波療法の実施内容で適切でないのはどれか。

1．時間照射率：10 〜 20%
2．強度：1.5W/cm^2
3．治療面積：有効照射面積の2倍以内
4．移動速度：1 cm/ 秒（ビーム不均等率5以下）
5．治療時間：3〜5分

午後 13　5歳の男児。脳性麻痺で痙直型四肢麻痺である。粗大運動機能は側臥位までの寝返りが可能。背臥位と背臥位から引き起こしたときの状態を図に示す。臨床症状として可能性が低いのはどれか。

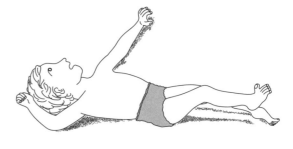

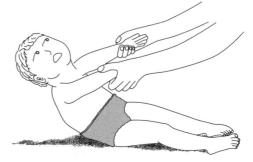

1．足クローヌス陽性
2．下肢の伸筋共同運動
3．緊張性迷路反射の残存
4．パラシュート反応陽性
5．股関節外転の可動域制限

午後 14　70歳の男性。身長180cm、体重90kg。脳梗塞のため麻痺肢に内反尖足がみられる。10mであれば独歩可能であるが、軽度の分回し歩行となる。意識してゆっくりと歩けば分回しを軽減することは可能であるが、遊脚相の股関節屈曲は増加し立脚中期に膝過伸展がみられる。2動作前型で屋外歩行の自立を目標に理学療法を進めている。この患者に適切なのはどれか。

1．装具は不要
2．軟性足装具
3．プラスチック短下肢装具（ショートタイプ、継手なし）
4．プラスチック短下肢装具（つま先までの標準型、継手なし）
5．金属支柱付短下肢装具

午後 15　肢誘導における心電図を示す。正しいの
　　　　はどれか。

1．心房細動
2．心房粗動
3．Ⅱ度房室ブロック
4．心室期外収縮
5．心室頻拍

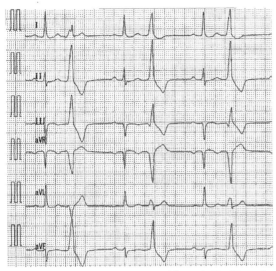

10 mm/mV　25 mm/s

午後 16　44 歳の患者。Ⅱ度の熱傷がある部位を図
　　　　に示す。受傷後 3 日目に保持すべき肢位で正
　　　　しいのはどれか。

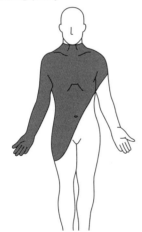

1．頸部中間位
2．肩関節外転位
3．右前腕回内位
4．体幹軽度屈曲位
5．股関節軽度屈曲位

午後 17　65 歳の男性。右片麻痺。病棟では、ベッ
　　　　ドから車椅子への移乗は介助者に腰を軽く引
　　　　き上げてもらい、車椅子からベッドへの移乗
　　　　は介助者に腰を持ち上げて回してもらう。移
　　　　乗動作の FIM の点数はどれか。

1．5 点
2．4 点
3．3 点
4．2 点
5．1 点

午後 18　75 歳の男性。脳卒中による左片麻痺。発
　　　　症後 6 か月経過。Brunnstrom 法ステー
　　　　ジは上肢、下肢ともにⅢ。AFO と T 字杖で屋内
　　　　歩行は自立している。自宅浴室の現状の見取
　　　　り図と環境整備案とを図に示す。環境整備案
　　　　のうち最も必要性が低いのはどれか。

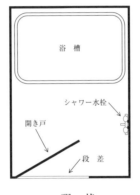

現　状　　　　環境整備案

1．①バスボードの利用
2．②手すりの設置
3．③折り戸への変更
4．④段差の解消
5．⑤シャワーチェアの利用

午後19　てこを図に示す。Aを支点とした棒のB点から60kg重の錘を糸で垂らした。棒を水平に支えるためにC点にかかる力F（N）はどれか。ただし、1Nを100g重とし、棒と糸の質量は無視できるものとする。

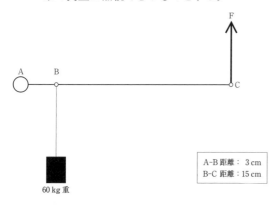

A-B 距離 ： 3 cm
B-C 距離 ： 15 cm

60 kg 重

1．60N
2．80N
3．90N
4．100N
5．120N

午後20　75歳の女性。左変形性膝関節症。翌日に左側の人工関節置換術を施行予定のため、術前の理学療法評価を実施した。術前評価を終了した際に患者は「明日の手術が心配です」と訴えた。理学療法士の対応として適切なのはどれか。

1．「手術をやめたいということですか」
2．「つらいのは1週間くらいなので、大丈夫ですよ」
3．「手術を頑張れば、膝関節の伸びがよくなりますよ」
4．「手術をすれば、今より楽に歩けるようになりますよ」
5．「手術を明日に控えて、いろいろと心配になりますよね」

午後21　関節可動域測定法（日本整形外科学会、日本リハビリテーション医学会基準による）の運動方向と基本軸の組合せで正しいのはどれか。2つ選べ。

1．肩甲帯挙上 ——— 肩峰と胸骨上縁を結ぶ線
2．肩外転 ——— 両側の肩峰を結んだ線への垂直線
3．前腕回内 ——— 橈　骨
4．膝屈曲 ——— 大腿骨
5．足部内がえし —— 下腿軸への垂直線

午後22　Danielsらの徒手筋力テストにおける頸部屈曲の測定で正しいのはどれか。2つ選べ。

1．上位頸椎の運動を測定する。
2．広頸筋による代償を抑制する。
3．背臥位で両腕を胸の前で組ませて行う。
4．段階2は下顎を頸部に引き付ける運動で判断する。
5．段階5は2本の指で加えた中等度の抵抗で判断する。

午後23　Danielsらの徒手筋力テストで段階2における筋と測定肢位の組合せで正しいのはどれか。2つ選べ。

1．棘上筋 ——— 腹臥位
2．大菱形筋 ——— 側臥位
3．肩甲下筋 ——— 腹臥位
4．小円筋 ——— 背臥位
5．前鋸筋 ——— 座　位

午後24　脳卒中患者の状態を症状なしから死亡までに分類できるのはどれか。

1．Fugl-Meyer assessment
2．GCS（Glasgow coma scale）
3．Modified Ashworth scale
4．Modified Rankin scale
5．SIAS

午後25　右延髄背外側部の脳梗塞による障害で認められるのはどれか。

1．左内反足
2．右下垂足
3．右の痛覚脱失
4．左の深部感覚障害
5．右下肢の運動失調

午後26　前大脳動脈閉塞で最も生じやすい症状は
　　　　どれか。
　　1．観念運動失行
　　2．強制把握現象
　　3．地誌的失見当
　　4．着衣失行
　　5．物体失認

午後27　Duchenne 型筋ジストロフィーのステー
　　　　ジ6（厚生省筋萎縮症研究班の機能障害度分
　　　　類による）に対する理学療法として適切なの
　　　　はどれか。2つ選べ。
　　1．四つ這い移動練習
　　2．脊柱の可動域運動
　　3．電動車椅子操作の練習
　　4．短下肢装具装着での立位バランス練習
　　5．台やテーブルを利用した立ち上がり練習

午後28　アテトーゼ型脳性麻痺について誤ってい
　　　　るのはどれか。
　　1．痙直型より少ない。
　　2．原始反射が残存しやすい。
　　3．不随意運動を主症状とする。
　　4．上肢より下肢の障害が重度であることが多い。
　　5．成人以降の二次障害として頸椎症性脊髄症が
　　　　ある。

午後29　PEDI（pediatric evaluation of disability
　　　　inventory）で正しいのはどれか。
　　1．機能的スキルを測定する。
　　2．脳性麻痺は対象にならない。
　　3．出生直後から使用可能である。
　　4．社会的機能は評価項目に含まれない。
　　5．評価に要する時間は WeeFIM より短い。

午後30　ASIA 機能障害尺度で L4 の key muscle
　　　　はどれか。
　　1．腸腰筋
　　2．腓腹筋
　　3．前脛骨筋
　　4．大腿四頭筋
　　5．長母指伸筋

午後31　脊髄完全損傷者の機能残存レベルと日常
　　　　生活動作の到達レベルの組合せで正しいのは
　　　　どれか。
　　1．第4頸髄節 ―― 手動での車格子操作
　　2．第5頸髄節 ―― 更衣動作の自立
　　3．第6頸髄節 ―― 寝返りの自立
　　4．第7頸髄節 ―― 介助によるトイレへの移乗
　　5．第8頸髄節 ―― 介助による起き上がり

午後32　膝前十字靱帯断裂の評価で適切な検査法
　　　　はどれか。2つ選べ。
　　1．前方引き出しテスト
　　2．Barlow テスト
　　3．N-テスト
　　4．Ortolani テスト
　　5．Patrick テスト

午後33　アキレス腱周囲炎について正しいのはど
　　　　れか。
　　1．10～20代に多い。
　　2．踵補高の足底板を用いる。
　　3．Thompson テスト陽性である。
　　4．疼痛は下腿の近位に発生することが多い。
　　5．過労性骨膜炎が原因となっていることが多い。

午後34　肘部管症候群を疑う所見はどれか。2つ
　　　　選べ。
　　1．小指のしびれ
　　2．Froment 徴候
　　3．Tear drop 徴候
　　4．母指球筋の萎縮
　　5．正中神経伝導速度の低下

午後35　寒冷療法の作用で正しいのはどれか。
　　1．痛覚閾値の低下
　　2．血液粘稠度の低下
　　3．毛細血管透過性の亢進
　　4．組織の酸素需要量の減少
　　5．α運動ニューロンの活動抑制

午後36 超音波療法について正しいのはどれか。
1. 周波数は深達度に影響しない。
2. 成長期の小児の骨端線への照射は避ける。
3. 水中の照射では温熱効果は期待できない。
4. 機械的刺激で細胞の膜透過性が抑制される。
5. 空気中の照射では皮膚とプローブを約 10 cm 離す。

午後37 カナダ式股義足で誤っているのはどれか。
1. ソケットの固定を両側腸骨稜の上部と坐骨の 3 点で行う。
2. 股継手と膝継手を通る線が踵の 25 ～ 40 mm 後方を通る。
3. 股継手を正常股関節軸より 45°前上方につける。
4. ソケットの懸垂を切断対側の腸骨稜で行う。
5. 股屈曲制限バンドをつける。

午後38 PTB 式免荷装具について正しいのはどれか。
1. 歩行あぶみ（パッテン底）は舟状骨の真下に置く。
2. ハムストリングスを圧迫するように装着する。
3. 脛骨高原骨折で適応となる。
4. 膝蓋骨は荷重部位である。
5. 膝関節は固定される。

午後39 口すぼめ呼吸で正しいのはどれか。
1. 気道の虚脱を抑える。
2. 全肺気量を増加させる。
3. 吸気時間を延長させる。
4. 呼吸仕事量を増加させる。
5. 機能的残気量を増加させる。

午後40 2 型糖尿病患者に対する教育入院後 1 か月の効果を示すのに適切なのはどれか。
1. CRP
2. 尿　糖
3. HbA1c
4. 空腹時血糖
5. 血中アルブミン

午後41 がん患者の緩和ケア病棟におけるリハビリテーションで正しいのはどれか。
1. 病名告知を前提として理学療法を行う。
2. 肺癌の患者では呼吸介助は禁忌となる。
3. 疼痛に対して温熱療法を行うことはない。
4. リンパ浮腫に対して理学療法は行わない。
5. 患者の意思に合わせて理学療法の内容を変更する。

午後42 全身持久カトレーニングの長期効果について誤っているのはどれか。
1. 血圧の低下
2. 心拍出量の増加
3. 最大酸素摂取量の増加
4. 骨格筋毛細血管密度の減少
5. 動静脈酸素含有量較差の増加

午後43 正常歩行について正しいのはどれか。
1. 股関節は 1 歩行周期に伸展と屈曲とが 2 回生じる。
2. 膝関節は 1 歩行周期に伸展と屈曲とが 1 回生じる。
3. 足関節は 1 歩行周期に背屈と底屈とが 2 回生じる。
4. 一側下肢の立脚相と遊脚相の割合は 7：3 である。
5. 高齢者では歩行比が大きくなる。

午後44 歩行率で正しいのはどれか。2 つ選べ。
1. 歩行比ともいう。
2. 身長で補正する。
3. 幼児では高齢者より大きい。
4. 単位時間当たりの歩数を意味する。
5. 加齢による変化は歩幅より大きい。

午後45 深部腱反射と反射中枢の組合せで正しいのはどれか。2 つ選べ。
1. 下顎反射 ——————— C1 ～ 4
2. 上腕二頭筋反射 ——— C7、8
3. 回内筋反射 ——————— C6 ～ T1
4. 下肢内転筋反射 ——— T12、L1
5. アキレス腱反射 ——— L5 ～ S2

午後 46　運動負荷量を段階的に増加させる評価法
　　　　はどれか。
　1．Bruce 法
　2．踏み台昇降テスト
　3．12 分間歩行テスト
　4．ハンドグリップテスト
　5．マスターシングルテスト

午後 47　FIM のトイレ動作で評価される項目はど
　　　　れか。2つ選べ。
　1．トイレに近づく。
　2．便器に移乗する。
　3．服を下げる。
　4．拭く。
　5．トイレのドアを閉める。

午後 48　国際生活機能分類（ICF）において、活動・
　　　　参加の第一評価点で示されるのはどれか。
　1．促進因子
　2．実行状況
　3．阻害因子
　4．支援なしの能力
　5．支援ありの能力

午後 49　3群に分けたグループ間で平均値に差が
　　　　あるかを統計学的に検定する手法で正しいの
　　　　はどれか。
　1．t 検定
　2．相関分析
　3．分散分析
　4．重回帰分析
　5．Welch 検定

午後 50　理学療法士及び作業療法士法で正しいの
　　　　はどれか。2つ選べ。
　1．理学療法士の診療報酬を規定している。
　2．理学療法士の理学療法業務独占を規定してい
　　　る。
　3．理学療法士名簿への登録者に理学療法士免許
　　　が与えられる。
　4．理学療法士免許証を紛失した場合は都道府県
　　　知事から再交付される。
　5．理学療法士名簿の登録事項に変更が生じた場
　　　合は 30 日以内に訂正を申請する。

●●●●●第 51 回 問題●●●●●

午前1　関節可動域測定法（日本整形外科学会、日本リハビリテーション医学会基準による）で正しい方法はどれか。

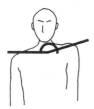

1．肩甲帯屈曲

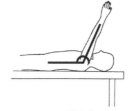

2．肩屈曲

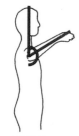

3．肩外旋

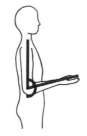

4．肘屈曲

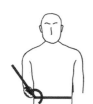

5．前腕回外

午前2　Daniels らの徒手筋力テストを図に示す。段階5の抵抗を加える位置が正しいのはどれか。2つ選べ。

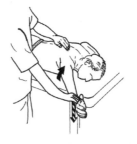

1．肩甲骨下制と内転

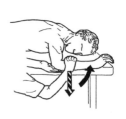

2．肩関節外旋

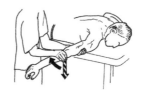

3．肘関節伸展

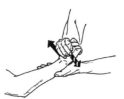

4．手関節背屈

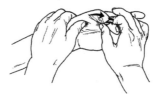

5．母指 MP 関節屈曲

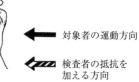

←　対象者の運動方向

⇐　検査者の抵抗を加える方向

午前3　Daniels らの徒手筋力テスト（足関節底屈
　　　の検査）を図に示す。正しいのはどれか。

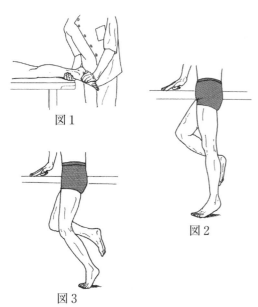

図1

図2

図3

1．図1で完全な底屈運動ができるが抵抗に耐え
　られなければ段階2－である。
2．図1で完全な底屈運動ができて最大抵抗に負
　けずに保てれば段階2である。
3．図2で疲れなしに完全な底屈運動が1回行え
　れば段階3である。
4．図2で完全な底屈運動が20回行えれば段階
　5である。
5．図3は腓腹筋単独のテスト肢位である。

午前4　右股関節の可動域を表に示す。予想される
　　　歩行時の特徴はどれか。

部　位	運動方向	運動方向
股（右）	屈　曲	90 度
	伸　展	−15 度
	外　転	0 度
	内　転	15 度

1．左 Trendelenburg 徴候
2．上肢の振り幅の増加
3．左の歩幅の減少
4．腰椎後弯
5．右鶏歩

午前5　反射検査の刺激部位で正しいのはどれか。

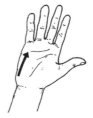 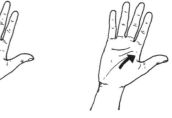

1．掌オトガイ反射　　　2．把握反射

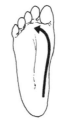 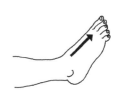

3．Babinski 反射　　　4．Chaddock 反射

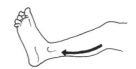

5．Oppenheim 反射

午前6　6歳の男児。1か月前から左足部痛を訴え
　　　た。エックス線写真を示す。最も考えられる
　　　のはどれか。
1．Sever 病
2．舟状骨骨折
3．Freiberg 病
4．足根骨癒合症
5．第1 Köhler 病

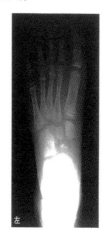

午前7　脳卒中右片麻痺の麻痺側運動機能について Brunnstrom 法ステージの検査を行ったところ、図に示す段階までの運動が可能であった。評価の組合せで正しいのはどれか。

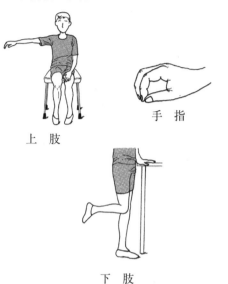

手　指

上　肢

下　肢

1．上肢Ⅳ ― 手指Ⅳ ― 下肢Ⅳ
2．上肢Ⅳ ― 手指Ⅴ ― 下肢Ⅳ
3．上肢Ⅳ ― 手指Ⅳ ― 下肢Ⅴ
4．上肢Ⅴ ― 手指Ⅴ ― 下肢Ⅳ
5．上肢Ⅴ ― 手指Ⅴ ― 下肢Ⅴ

午前8　正常な胸部エックス線写真を示す。番号と解剖学的名称の組合せで正しいのはどれか。

1．①　―――　肺静脈
2．②　―――　肋　骨
3．③　―――　下行大動脈
4．④　―――　気管支
5．⑤　―――　左房縁

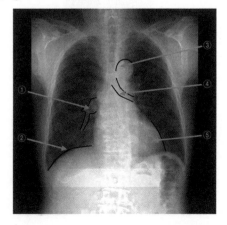

午前9　44歳の女性。1か月前から腰痛および左下肢痛を訴える。腰椎 MRI の矢状断像と水平断像とを示す。なお、水平断像は失状断像で最も所見がある椎体間の高位のものである。この患者にみられる所見はどれか。

1．左下腿内側の感覚障害
2．左足部の感覚障害
3．左大腿四頭筋の筋力低下
4．右下腿外側の感覚障害
5．右長母指伸筋の筋力低下

A

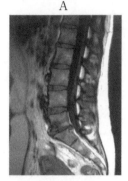

B

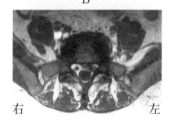

右　　　　　　　　　　左

午前10　70歳の男性。15年前の脳出血による右痙性片麻痺。右尖足に対して機能的電気刺激を行うこととした。刺激部位として適切なのはどれか。

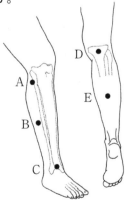

1．A
2．B
3．C
4．D
5．E

午前 11　65歳の男性。脳梗塞。右片麻痺。発症
　　　5日目。意識レベルは JCS〈Japan coma
　　　scale〉Ⅰ-1。全身状態は安定し、麻痺の
　　　進行も24時間以上認めないため、リスク管
　　　理（リハビリテーション医療における安全管
　　　理・推進のためのガイドライン2006に基づ
　　　く）を行いながら、ベッドアップを開始する
　　　こととした。適切なのはどれか。
　1．ベッドアップ前、動悸を訴えているが実施する。
　2．ベッドアップ前、安静時 SpO₂ が85% であっ
　　　たので実施する。
　3．ベッドアップ後、脈拍が100回／分なので中
　　　止する。
　4．ベッドアップ後、呼吸数が18回／分なので
　　　中止する。
　5．ベッドアップ後、収縮期血圧が120mmHgか
　　　ら170mmHg に上昇したので中止する。

午前 12　65歳の女性。慢性心不全。自宅でめまい
　　　と失神発作とを認めたため来院した。来院時
　　　の心電図を示す。この患者にみられるのはど
　　　れか。

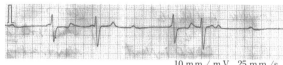

10 mm／mV　25 mm／s

　1．洞性頻脈
　2．心室頻拍
　3．心室期外収縮
　4．Ⅰ度房室ブロック
　5．Ⅲ度房室ブロック

午前 13　他の筋への影響を最小限にしてハムスト
　　　リングスの伸張運動を行う場合、適切でない
　　　のはどれか。

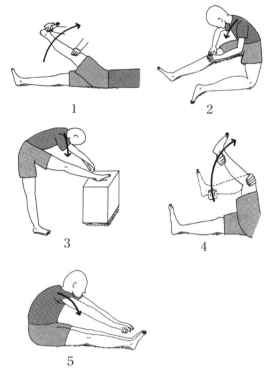

午前 14　図のようなハンドリングを実施すること
　　　で運動発達促進効果として期待されるのはど
　　　れか。

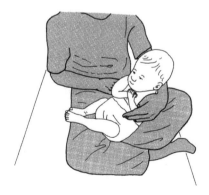

　1．Galant 反射の抑制
　2．下肢のキッキング促通
　3．正中位指向の促進
　4．体幹伸展筋の促通
　5．頭部回旋運動の促進

午前15 45歳の男性。筋萎縮性側索硬化症。発症から1年経過している。ADLは自立しているが、主に下肢の筋力低下、バランス不良及び鶏歩が認められる。理学療法で適切なのはどれか。

1．車椅子操作の練習
2．下肢の漸増抵抗運動
3．両松葉杖での歩行練習
4．感覚再教育によるバランス練習
5．プラスチックAFOを装着した歩行練習

午前16 75歳の男性。交通事故による第5頸髄レベルの脊髄損傷で四肢不全麻痺。受傷後6か月経過。端座位の保持と手すりを使用した立ち上がり動作は可能。食事は太柄のフォークで自立。トイレ動作は見守りが必要。衣服の着脱は介助があれば行える。自宅内は手すり歩行で移動し、屋外は車椅子移動。Frankel分類はどれか。

1．A
2．B
3．C
4．D
5．E

午前17 80歳の男性。胸部CTを示す。この患者で予想されるのはどれか。

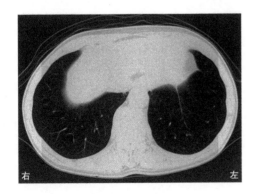

1．肥　満
2．残気量の低下
3．一秒率の低下
4．気道抵抗の低下
5．肺コンプライアンスの低下

午前18 右外側肺底区の痰に対する体位排痰法（体位ドレナージ）で最も適切な体位はどれか。

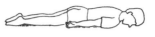 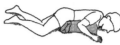

1．腹臥位　　　2．45度前方へ傾けた側臥位

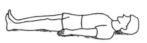 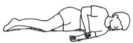

3．背臥位　　　4．側臥位

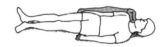

5．45度後方へ傾けた側臥位

午前19 24歳の女性。2日前に室内での火災に巻き込まれ救急搬送された。35%の範囲の熱傷と診断され入院中。意識は清明。顔面から前頸部も受傷し煤のような色の痰がでる。肩甲帯から上腕にかけては植皮が必要な状態。骨盤と下肢とに傷害はみられない。この時期の理学療法として適切なのはどれか。

1．患部局所の浮腫に対する弾性包帯による持続圧迫
2．下肢に対する80%MVCでの筋力増強
3．背臥位での持続的な頸部伸展位の保持
4．尖足予防のための夜間装具の装着
5．squeezingによる排痰

午前20 46歳の男性。健康診断で身長170cm、体重75kg、BMI26.0、腹囲88cmであった。運動習慣に関するアンケートで以下のように回答した。この段階の対応として最も適切なのはどれか。

> あなたは現在1回30分以上の運動を週2回以上実施していますか？
> はい　　[いいえ]
> あなたは定期的でなくても健康のために運動を行っていますか？
> はい　　[いいえ]
> あなたは今後健康のために運動を始めるつもりはありますか？
> [はい]　　いいえ

1. 仲間づくりを促し、周囲からのサポートを受けやすくする。
2. 具体的な目標を提示し、運動を継続するための動機づけを図る。
3. 達成感や楽しみが感じられることなど運動習慣の意味を認識させる。
4. 運動不足の害や生活習慣病に関する知識を与え、運動への関心を高める。
5. 実行可能で無理のない運動から開始し、成功体験を積めるように工夫する。

午前21 関節可動域測定時の足部の内転の基本軸はどれか。
1. 第1中足骨の中央線
2. 第1中足骨と第2中足骨との間の中央線
3. 第2中足骨の中央線
4. 第2中足骨と第3中足骨との間の中央線
5. 第3中足骨の中央線

午前22 筋とその短縮の有無を調べる検査との組合せで正しいのはどれか。
1. 腸腰筋 ――――――― Speed テスト
2. 縫工筋 ――――――― SLR テスト
3. 大腿直筋 ――――――― Thomas テスト
4. 大腿筋膜張筋 ――――― Ober テスト
5. ハムストリングス ―― Thompson テスト

午前23 健常者で最も歩行率が大きいのはどれか。
1. 5歳
2. 10歳
3. 20歳
4. 40歳
5. 80歳

午前24 加齢に伴う生理的変化について正しいのはどれか。
1. 胸腺が肥大する。
2. 筋の収縮速度が速くなる。
3. 視覚の明順応時間は変化しない。
4. 筋量は下肢より上肢の方が減少する。
5. 低音域より高音域が聞こえにくくなる。

午前25 脳卒中片麻痺に対する斜面台を用いた運動療法の目的で適切でないのはどれか。
1. 内反尖足の予防
2. 立位感覚の向上
3. 覚醒レベルの向上
4. 体幹筋筋力の維持
5. 膝関節伸展筋の痙縮抑制

午前26 左半側空間無視の治療法として適切でないのはどれか。
1. 視覚探索練習
2. 体幹の右への回旋
3. プリズム適応療法
4. 後頸部経皮的通電刺激
5. カロリック刺激 < Caloric simulation >

午前27 伝導失語の言語的特徴はどれか。
1. ジャーゴン
2. 音韻性錯語
3. 非流暢性発話
4. 重度な理解障害
5. 良好な復唱機能

午前28 注意障害で、料理中にかかってきた電話に気付くことができないという現象が認められるのはどれか。
1．注意の選択性障害
2．注意の持続性障害
3．注意の転換性障害
4．注意の配分性障害
5．方向性の注意障害

午前29 Parkinson 病の Hoehn & Yahr の重症度分類ステージで適切なのはどれか。
1．ステージ I では両側の機能障害がみられる。
2．ステージ II では姿勢反射障害がみられる。
3．ステージ III では機能障害の左右差が顕著となってくる。
4．ステージ IV では日常生活に制限があり転倒しやすい。
5．ステージ V では日常生活に制限が大きいが手すり歩行は可能である。

午前30 四肢遠位部の筋力低下を特徴とするのはどれか。
1．肢帯型筋ジストロフィー
2．福山型筋ジストロフィー
3．筋強直性ジストロフィー
4．Duchenne 型筋ジストロフィー
5．顔面肩甲上腕型筋ジストロフィー

午前31 Guillain-Barré 症候群でみられにくいのはどれか。
1．誤嚥
2．運動時痛
3．温痛覚脱失
4．起立性低血圧
5．拘束性換気障害

午前32 末梢性めまいに対する理学療法で適切なのはどれか。
1．めまいを生じないよう服薬後に運動療法を行う。
2．椎骨脳底動脈循環不全に準じた運動療法を行う。
3．Ménière 病には Epley 法が有効である。
4．回復期には注視眼振が出現しやすいので固視を促す運動を行う。
5．寝返りや振り向き動作などによる回転刺激で前庭代償を促す。

午前33 脊髄損傷患者（第 5 頸髄節まで機能残存）が可能な動作はどれか。2 つ選べ。
1．肩関節外転
2．肘関節伸展
3．前腕回外
4．手関節背屈
5．指伸展

午前34 関節リウマチに合併しやすいのはどれか。
1．内反足
2．脊椎分離症
3．Heberden 結節
4．Dupuytren 拘縮
5．指伸筋腱皮下断裂

午前35 遠城寺式乳幼児分析的発達検査において、つたい歩きをする時期に可能なのはどれか。
1．2 語言える。
2．ボールを前に蹴る。
3．まねて直線を引く。
4．積み木を 2 つ重ねる。
5．コップを自分で持って飲む。

午前36 脳性麻痺の痙直型両麻痺で生じやすい肢位はどれか。
1．踵足
2．外反母趾
3．股関節外転位
4．股関節外旋位
5．クラウチング肢位

午前37 切断と断端長の計測部位との組合せで正しいのはどれか。
1．上腕切断 ——— 上腕骨大結節から断端末
2．前腕切断 ——— 肘頭から断端末
3．大腿切断 ——— 坐骨結節から断端末
4．膝関節離断 ——— 大転子から断端末
5．下腿切断 ——— 膝蓋骨上縁から断端末

午前38 頸椎の可動性を最も制限するのはどれか。
1．SOMI 装具
2．ネックカラー
3．ハローベスト
4．Milwaukee 装具
5．フィラデルフィアカラー

午前 39　神経筋再教育について正しいのはどれか。
1．随意運動を促通する。
2．他動運動を用いることはない。
3．骨関節障害には適用できない。
4．意識がない状態でも適用できる。
5．完全脱神経筋の治療として有効である。

午前 40　極超短波治療の図を示す。a に対する b
　　　　の強度はどれか。

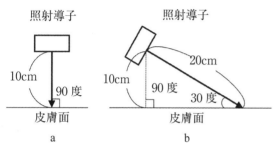

1．1/2
2．1/4
3．1/6
4．1/8
5．1/16

午前 41　心筋梗塞の再発危険因子として誤ってい
　　　　るのはどれか。
1．加　齢
2．肥　満
3．高血圧
4．身体活動量の低下
5．高 HDL コレステロール血症

午前 42　呼吸機能検査で求められる値について正
　　　　しいのはどれか。
1．％肺活量＝肺活量÷全肺気量
2．肺活量＝予備吸気量＋予備呼気量
3．1秒率＝予測値に対する1秒量の割合
4．機能的残気量＝残気量＋予備吸気量
5．最大吸気量＝予備吸気量＋1回換気量

午前 43　血液透析中の慢性腎臓病〈CKD〉の生活
　　　　指導で適切なのはどれか。
1．有酸素運動を行う。
2．蛋白質の摂取は制限しない。
3．カリウムの摂取は制限しない。
4．ナトリウムの摂取は制限しない。
5．シャント側の手の運動は禁忌である。

午前 44　成人に対する喀痰の吸引について適切な
　　　　のはどれか。
1．理学療法士は行わない。
2．吸引圧は最大で 20kPa とする。
3．1回の吸引は 20 秒以上かけて行う。
4．吸引カテーテルは気管分岐部まで挿入する。
5．吸引カテーテルは吸引圧をかけながら素早く
　　挿入する。

午前 45　ICF で身体構造・心身機能の第一評価点
　　　　（小数点1桁）が示すのはどれか。
1．障害の程度や大きさ
2．阻害因子の有無
3．障害された範囲
4．時間的な経過
5．実行状況

午前 46　新しい運動を学習するときに患者の手続
　　　　き記憶に変換される段階はどれか。
1．患者に理想とする運動パターンを言葉で教示
　　しているとき。
2．患者に運動課題を提示しつつ説明しているとき。
3．患者が運動を試行錯誤しているとき。
4．患者が正しい運動パターンを反復練習してい
　　るとき。
5．患者が実際の生活環境で実践しているとき。

午前 47　地域包括ケアシステムで特に重視される
　　　　のはどれか。
1．自助の軽減
2．互助の推進
3．共助の拡充
4．要介護度の細分化
5．国が主体の取り組み

午前48　我が国の産業衛生について正しいのはどれか。
1．死亡災害は平成20年以降半減している。
2．メンタルヘルス不調による休職者の復職率は10%程度である。
3．4日以上の休業事由で最も多いのは、転倒による死傷災害である。
4．体調不良であるが出勤する〈presenteeism〉割合は諸外国に比べて少ない。
5．職場における腰痛予防対策指針では重量物の扱いの具体的な記載はない。

午前49　介入研究に該当するのはどれか。
1．特定の集団での継続的な治療の観察
2．通常行われている治療の効果判定
3．2群に分けた治療の前向き比較
4．複数データによる横断的比較
5．過去の治療成績間の比較

午前50　事故・過誤に関連した用語の説明で適切なのはどれか。
1．有害事象とは生命に直結する事故である。
2．インシデントとは重大な事故の発生である。
3．コンプライアンスとは法令を逸脱する行為である。
4．アクシデントでは医療従事者の過誤の有無を問わない。
5．Heinrichの法則では重篤な事故の数は軽微な事故の数と反比例する。

午後1　下肢長の計測結果を表に示す。関連性の高いテストはどれか。

	右	左
棘果長 [cm]	77.5	76.0
転子果長 [cm]	75.0	75.0

1．Patrick テスト
2．Buerger テスト
3．Gaenslen テスト
4．McMurray テスト
5．Posterior drawer テスト

午後2　関節可動域測定法（日本整形外科学会、日本リハビリテーション医学会基準による）で正しいのはどれか。

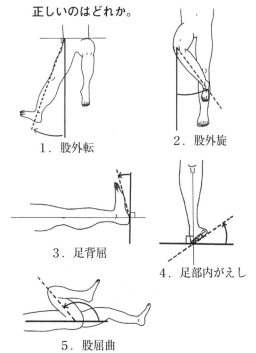

1．股外転　　2．股外旋
3．足背屈　　4．足部内がえし
5．股屈曲

午後3　Daniels らの徒手筋力テストで各筋の筋力2テストとして正しいのはどれか。2つ選べ。

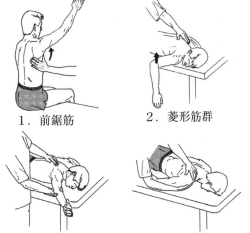

1．前鋸筋　　2．菱形筋群
3．僧帽筋下部線維　　4．僧帽筋上部線維

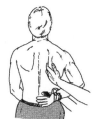

5．僧帽筋中部線維

午後4　Daniels らの徒手筋力テストで股関節内転筋の段階3を測定する際、図のような代償動作がみられた。代償動作を生じさせている筋はどれか。

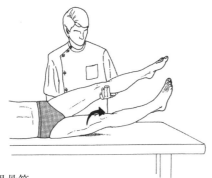

1．腸骨筋
2．梨状筋
3．中殿筋
4．大腿二頭筋
5．内側広筋

午後5　身体計測を行った結果を図に示す。標準型車椅子を作製するにあたり、車椅子基本寸法法として正しいのはどれか。2つ選べ。なお、座面にクッションは入れないものとする。

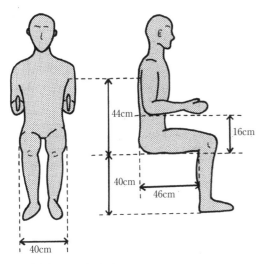

1．座幅 50cm とする。
2．座奥行きは 41cm とする。
3．バックサポート（バックレスト）高は 46cm とする。
4．アームサポート（アームレスト）高は 18cm とする。
5．フットサポート・シート間距離は 30cm とする。

午後6　40歳の男性。2週前から腰痛と右殿部から大腿前面にかけてのしびれが生じ、徐々に右下肢の筋力低下を自覚するようになってきた。この患者に行う検査として適切なのはどれか。

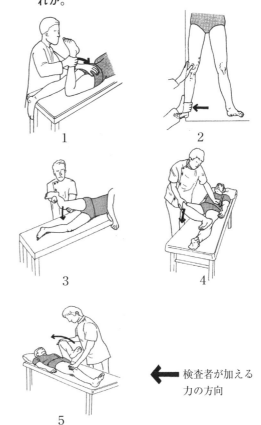

検査者が加える力の方向

午後7　79歳の女性。脳卒中後の左片麻痺。プラスチック AFO を装着して T 字杖歩行が可能である。装具は足尖までの長さで足継手はない。Brunnstrom 法ステージでは上肢Ⅳ、下肢Ⅴ。左立脚後期が歩行周期の中で極端に短く安定性も低下している。歩容を改善するために有用な方法はどれか。

1．外側フレアを付ける。
2．足部のベルクロの固定を緩める。
3．装具の高さを下腿中央付近まで低くする。
4．装具の中足指関節部から遠位部を切除する。
5．足関節部の固定性を強化（コリュゲーション）する。

午後8 つまずきやすさを主訴に来院した70歳の
　　　患者の頭部MRIのTI強調矢状断像を示す。
　　　この患者で主訴に関連のある症状はどれか。

前　　　　　　　　　　　　　　　　　後

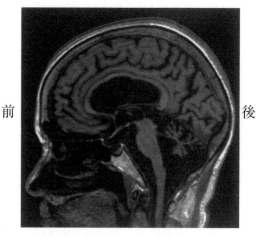

1．運動失調
2．感覚障害
3．視野障害
4．前庭障害
5．歩行失行

午後9 患者の鼻（A）から目標（B）に向かって
　　　患者の示指を動かしたときの水平面上の軌跡
　　　を図に示す。この患者にみられる可能性が高
　　　いのはどれか。

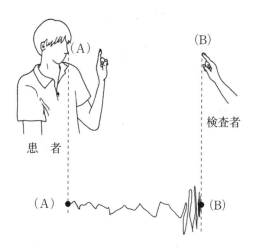

1．折りたたみナイフ現象
2．Romberg徴候陽性
3．はさみ脚歩行
4．断綴性発語
5．筋強剛

午後10 52歳の女性。関節リウマチ。発症して
　　　 17年が経過している。手指関節に痛みを訴
　　　 えており、図のような変形がみられる。手指
　　　 に対する最も適切な物理療法はどれか。

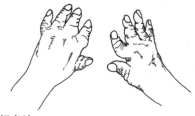

1．超音波
2．遠赤外線
3．極超短波
4．パラフィン浴
5．ホットパック

次の文により11、12の問いに答えよ。

　35歳の男性。実業団の長距離選手だったが、ラ
ンニング中の交通事故で左脛骨中央部での下腿切
断となった。切断後術後4週が経過し、左膝関節に
軽度の側方不安定性と軽度の筋肉低下があるもの
の、断端は成熟し皮膚の状態は良好となった。ス
ポーツ復帰を念頭に義足を製作することとした。

午後11 最適なソケットはどれか。

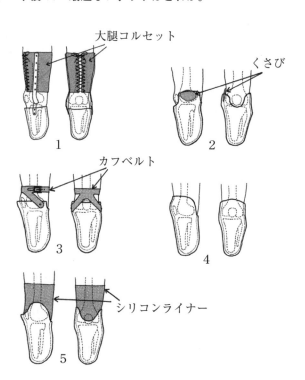

午後12 義足での歩行練習開始後、義足側の立脚
　　　　初期に過度の膝屈曲がみられた。原因として
　　　　考えられるのはどれか。
　1．左股関節に伸展制限がある。
　2．義足足部の底屈制動が強すぎる。
　3．義足足部の toe-out 角が大きすぎる。
　4．ソケットの初期屈曲角が小さすぎる。
　5．ソケットに対して足部が前方に位置しすぎて
　　　いる。

午後13 改訂日本版デンバー式発達スクリーニン
　　　　グ検査〈JDDST-R〉における粗大運動発達
　　　　の順序で正しいのはどれか。

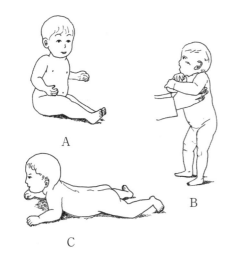

A

B

C

　1．A → B → C
　2．A → C → B
　3．B → A → C
　4．B → C → A
　5．C → B → A

午後14 10歳の男児。二分脊椎。杖歩行が可能
　　　　であり歩行時の様子を図に示す。予測される
　　　　残存レベルはどれか。

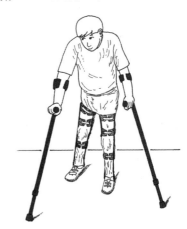

　1．第10胸髄
　2．第12胸髄
　3．第2腰髄
　4．第4腰髄
　5．第1仙髄

午後15 60歳の女性。体重50 kg。急性心筋梗塞
　　　　発症後、回復期に心肺運動負荷試験を施行し
　　　　た。最高酸素摂取量は毎分890 mLであった。
　　　　この患者の代謝当量はどれか。
　1．約3 METs
　2．約4 METs
　3．約5 METs
　4．約6 METs
　5．約7 METs

午後16　大動脈弁閉鎖不全の雑音を最も聴取しやすい部位はどれか。

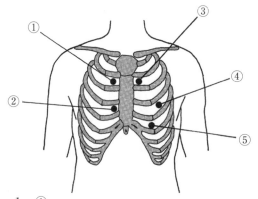

1．①
2．②
3．③
4．④
5．⑤

午後17　37歳の女性。5年前に多発性硬化症と診断。発症当初は再発寛解型であったが、2年前に二次進行型に移行し右痙性片麻痺がある。2週間から右内反尖足位の痙縮が増悪し、MAS〈modified Ashworth scale〉で段階2である。右足の痙縮に対する治療で適切なのはどれか。

1．赤外線療法
2．ホットパック
3．電気刺激療法
4．アキレス腱延長術
5．経頭蓋磁気刺激法

午後18　50歳の男性。閉塞性動脈硬化症。300m程度の歩行ごとに下肢の痛みのために5〜6分の休息をとる。座位や立位時に痛むことはない。理学療法で適切なのはどれか。

1．寒冷療法
2．極超短波療法
3．トレッドミル歩行練習
4．PNFによる最大抵抗運動
5．弾性ストッキングによる圧迫療法

午後19　69歳の男性。肺癌。これまで化学療法を行ったが病状は進行し、経過中に脳転移がみられた。胸部エックス線写真と頭部造影MRIとを示す。現在、呼吸に関する自覚症状はないが、全身倦怠感、食思不振および悪心があり、外出する気分になれず自宅に閉じこもる傾向にある。この時期に適切な理学療法はどれか。

A

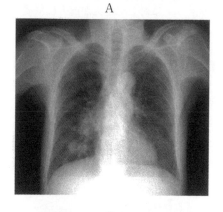

B

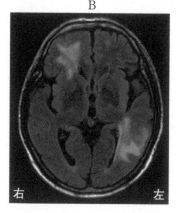

1．嚥下練習
2．下肢促通運動
3．屋外での歩行運動
4．軽打法による排痰
5．漸増的な持久性運動

午後20 78歳の女性。左片麻痺。Brunnstrom法ステージは上肢Ⅲ、手指Ⅲ及び下肢Ⅳ。高次脳機能障害あり。要介護2。娘と2人暮らしであるが、日中、自宅で1人で過ごす時間があるため、回復期リハビリテーション病棟退院後、通所リハビリテーションを受けることとなった。通所リハビリテーションの目標として優先順位が低いのはどれか。

1．家事動作の自立
2．着衣動作の自立
3．歩行能力の改善
4．排泄動作の自立
5．立位保持能力の改善

午後21 前腕回外の関節可動域測定法（日本整形外科学会、日本リハビリテーション医学会基準による）について、正しいのはどれか。

1．基本肢位は手掌面が水平面にある肢位とする。
2．参考可動域は手関節屈曲角度と同じである。
3．最終域で肩関節内旋運動が出現する。
4．最終域感は骨性である。
5．基本軸は尺骨とする。

午後22 Danielsらの徒手筋力テストにおいて座位で筋力3を判定できるのはどれか。2つ選べ。

1．大胸筋
2．肩甲下筋
3．上腕三頭筋
4．縫工筋
5．下腿三頭筋

午後23 安静臥床で生じる関節拘縮と部位の組合せで正しいのはどれか。

1．外転拘縮 ——— 肩関節
2．伸展拘縮 ——— 手指MP関節
3．内旋拘縮 ——— 股関節
4．伸展拘縮 ——— 膝関節
5．背屈拘縮 ——— 足関節

午後24 脳卒中片麻痺の上肢に対するCI療法〈constraint-induced movement therapy〉で正しいのはどれか。

1．非麻痺側上肢を拘束する。
2．理学療法士の近位監視下で行う。
3．疼痛が少しでもあれば適応とならない。
4．他動的関節可動域運動を長時間行う方法である。
5．患側手指がBrunnstrom法ステージⅡで適応となる。

午後25 SteinbrockerによるステージⅠの肩手症候群に対する理学療法として適切でないのはどれか。

1．交代浴の実施
2．ホットパックの実施
3．他動的伸張運動の実施
4．自己による介助運動の指導
5．臥床時の上肢ポジショニングの指導

午後26 局所性脳損傷と比べた場合のびまん性軸索損傷の特徴として正しいのはどれか。

1．脳幹部の症状が出現しやすい。
2．急性硬膜下血腫を合併しやすい。
3．重度の感覚障害を合併しやすい。
4．行動障害は早期に改善しやすい。
5．バランス障害は軽度であることが多い。

午後27 観念失行に関連する行為はどれか。

1．検査者のキツネの指を模倣することができない。
2．杖を持つときに上下を逆さまにして使おうとする。
3．麻痺が重度でもそれを意識せずに立ち上がろうとする。
4．歩行時、右に曲がるべきところで曲がらずに通り過ぎる。
5．「右足を先に出して」と教示してもできないが、自然な歩行は可能。

午後28 すくみ足現象がみられる Parkinson 病患者の歩行練習を理学療法士の近位見守り下で実施した。このときの練習法で適切でないのはどれか。

1. 横歩き
2. 階段昇降
3. スラローム歩行
4. 歩隔を狭めた歩行
5. メトロノームの音を活用した歩行

午後29 重症筋無力症で正しいのはどれか。

1. 脱髄性疾患である。
2. 午前中に症状が悪化する。
3. 複視を生じることは稀である。
4. 感染はクリーゼの誘発因子である。
5. 四肢遠位筋の筋力低下を生じやすい。

午後30 糖尿病性の多発神経障害で早期から異常がみられやすいのはどれか。

1. 膝蓋腱反射
2. 徒手筋力検査
3. 内果の振動覚
4. 関節可動域検査
5. Timed Up and Go Test〈TUG〉

午後31 骨粗鬆症性骨折が最も起こりやすいのはどれか。

1. 頸　椎
2. 鎖　骨
3. 尺　骨
4. 橈　骨
5. 距　骨

午後32 頸椎の椎間孔圧迫試験はどれか。

1. Adson テスト
2. Allen テスト
3. Money テスト
4. Spurling テスト
5. Wright テスト

午後33 肘部管症候群の所見で正しいのはどれか。2つ選べ。

1. 小指球の筋萎縮
2. 示指のしびれ感
3. Tinel 徴候陰性
4. Froment 徴候陽性
5. Phalen テスト陽性

午後34 健常人における椅子座位からの立ち上がり動作の運動学的な特徴で正しいのはどれか。

1. 体幹前傾後に座圧中心位置は後方へ変位する。
2. 離殿までの身体重心の前方移動は膝の屈曲によって起こる。
3. 体重心位置の上方への移動は前方のおよそ2倍である。
4. 体重心位置の方向制御には二関節筋が関与している。
5. 立位になる直前に足圧中心はいったん大きく後方へ変位する。

午後35 筋疲労時にみられるのはどれか。

1. 乳酸の減少
2. ADP 濃度の増加
3. グリコーゲンの増加
4. 筋形質中の pH の上昇
5. 小胞体のカルシウムイオン取り込みの増加

午後36 異常歩行とその原因の組合せで正しいのはどれか。

1. 酩酊歩行 ——————— 総腓骨神経麻痺
2. 小刻み歩行 ——————— 脊柱管狭窄症
3. 間欠性跛行 ——————— Parkinson 病
4. はさみ足歩行 ——————— 脳卒中片麻痺
5. Trendelenburg 歩行 —— 変形性股関節症

午後37 スタティック・ストレッチングによる疼痛緩和について正しいのはどれか。

1. 高頻度に伸張する。
2. 素早く筋を伸張する。
3. 息を上めないで伸張する。
4. 強い痛みが生じるまで伸張する。
5. 伸張時間は5秒以内にとどめる。

午後38 水中運動療法の作用と効果について正しいのはどれか。

1．静水圧は静脈還流を増大させる。
2．動水圧の大きさは運動速度に反比例する。
3．皮膚からの感覚フィードバックを受けにくい。
4．水中での身体の熱喪失量は空気中に比べて小さい。
5．静水圧は呼気時の胸郭運動には抵抗として作用する。

午後39 車椅子からベットへの移乗動作の練習で離殿を繰り返すのはどれか。

1．恒常練習
2．多様練習
3．部分練習
4．分散練習
5．ランダム練習

午後40 FIM の評定で修正自立となるのはどれか。2つ選べ。

1．入れ歯の着脱が自立している。
2．シャワーのみで入浴が自立している。
3．スプーンを用いての食事が自立している。
4．パッドを用いての排尿管理が自立している。
5．装具を装着して300m 程度の歩行が自立している。

午後41 下肢装具とそのチェックアウト基準の組合せで正しいのはどれか。

1．骨盤帯 ——— 腸骨稜頂点
2．股継手 ——— 大転子上端
3．膝継手 ——— 膝関節裂隙中央
4．下腿半月 —— 腓骨頭上端
5．足継手 ——— 内果下端

午後42 大腿骨近位部骨折に対する人工骨置換術（後方アプローチ）後、全荷重が可能な状態での理学療法で適切でないのはどれか。

1．背臥位における膝伸展位での股関節外転運動
2．腹臥位における他動的な股関節伸展運動
3．座位における重錘を用いた大腿四頭筋の筋力増強
4．低い椅子から股関節内旋位での立ち上がり練習
5．歩行器を用いた屋外歩行練習

午後43 小児の四肢切断の特徴として正しいのはどれか。

1．後天性四肢切断は男児に比べ女児に多い。
2．義手の装着開始時期は4歳ころが適切である。
3．下腿切断では成長に伴い外反膝変形を生じやすい。
4．後天性の切断における幻肢の頻度は成人より低い。
5．骨肉腫が原因で切断になる頻度は増加傾向にある。

午後44 Down 症候群の児の理学療法で適切なのはどれか。

1．腹筋群の収縮を促す。
2．不随意運動を抑制する。
3．緊張性迷路反射を促通する。
4．シャフリングを移動手段とする。
5．定頸後すぐに立位姿勢を経験させる。

午後45 心筋梗塞発症時にみられる左腕の痛みはどれか。

1．深部痛
2．表在痛
3．関連痛
4．内臓痛
5．神経障害性疼痛

午後46 糖尿病患者における運動療法が禁忌となる合併症はどれか。

1．高血圧症
2．増殖性網膜症
3．閉塞性動脈硬化症
4．ポリニューロパチー
5．ペースメーカー植込み後

午後47 長期臥床患者で測定値が1週以上前の状態を反映しているのはどれか。

1．AST
2．単球
3．血糖
4．血清アルブミン
5．尿中クレアチニン

午後48　介護保険制度の考え方として特に重視されているのはどれか。
1．家族による介護
2．公設介護施設の建設
3．市町村による介護プランの作成
4．入所型施設サービス
5．予防とリハビリテーション

午後49　デザインの種類と説明の組合せで正しいのはどれか。
1．ユニバーサル
　　　―――世界の基準に則った受注品
2．アクセシブル
　　　――― 異なる特性を持つ人でも使いやすい
3．バリアフリー
　　　―――心身の障害がない環境
4．レディーメイド
　　　―――個別に作製した特注品
5．テーラーメイド
　　　―――障害の特徴に応じた既製品

午後50　ある疾患に対する運動療法の再発予防効果を検討した研究のメタアナリシスを行った。その結果、運動療法を行った群の効果量は 0.78（95% 信頼区間：0.66 〜 0.90）であった。これに対する考察で正しいのはどれか。
1．運動療法は生命予後を改善する。
2．運動療法は再発予防効果がある。
3．運動療法は再発危険因子を改善する。
4．このメタアナリシスは統計学的に有意でない。
5．運動療法を行った 78% の人に再発予防効果がある。

●●●●●第 52 回 問題●●●●●

午前1　スパイログラムを図に示す。予備呼気量は
　　　どれか。

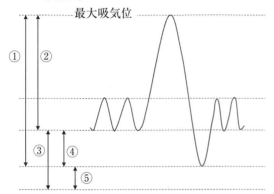

1．①
2．②
3．③
4．④
5．⑤

午前2　Daniels らの徒手筋力テストについて正し
　　　いのはどれか。
1．検査は段階5から実施する。
2．徒手抵抗は検査する関節の近位部に加える。
3．繰り返し実施することで筋持久力を評価する。
4．段階2は重力の影響を最小限にした肢位で実
　　施する。
5．抑止（ブレーク）テストでは徐々に徒手抵抗
　　を強くする。

午前3　動脈血ガス分析の結果を表に示す。正しい
　　　のはどれか。

pH	7.473
$PaCO_2$	33.4 mmHg
PaO_2	60.2 mmHg
HCO_3^-	22.8 mEq/L

1．呼吸性アシドーシス
2．代謝性アルカローシス
3．共用基準範囲
4．代謝性アシドーシス
5．呼吸性アルカローシス

午前4　関節可動域測定法（日本整形外科学会、日
　　　本リハビリテーション医学会基準による）で
　　　正しいのはどれか。2つ選べ。

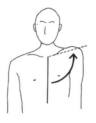

1．肩甲帯拳上

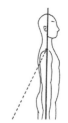

2．肩伸展

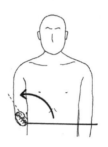

3．前腕回外

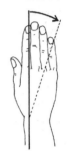

4．手尺屈

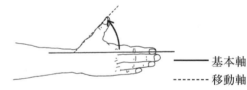

基本軸
移動軸

5．母指橈側外転

午前5　Daniels らの徒手筋力テストの結果を表に
　　　示す。表以外の筋に異常はみられない。関節
　　　可動域はすべて正常範囲である。通常速度で
　　　直線歩行したときに予想されるのはどれか。

筋	右	左
中殿筋	5	4
ハムストリングス	3	5
前脛骨筋	5	4
下腿三頭筋	2	4

1．左の踵足歩行
2．右の尖足歩行
3．左遊脚中期の分回し
4．右の Trendelenburg 徴候
5．右遊脚後期の膝過伸展傾向

午前6　74歳の男性。右利き。脳卒中後の右片麻痺。食事は食物を細かく刻めば左手でスプーンを用いて食べることができる。入浴はシャワー使用で洗体に介助が必要。トイレ動作は衣服の操作に介助を要するがそれ以外は自力で行える。車椅子とベッド間の移乗は見守りが必要。移動は歩くことはできないが車椅子操作は自力で行え、50 m以上連続駆動が可能。Barthel Index の得点が10点と評価される項目はどれか。

1．食　事
2．入　浴
3．移　動
4．トイレ動作
5．車椅子とベッド間の移乗

午前7　30歳の男性。スキーで転倒して受傷した。エックス線写真を示す。肩脱臼整復後に肩関節内転・内旋位で固定されたが、上腕の外側上部に感覚鈍麻を訴えた。合併症の神経麻痺はどれか。

1．腋窩神経
2．肩甲上神経
3．肩甲下神経
4．尺骨神経
5．正中神経

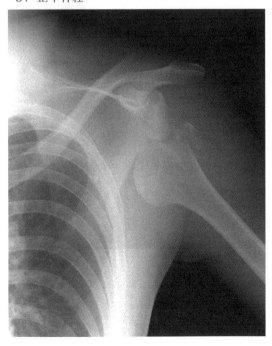

午前8　44歳の女性。関節リウマチ。エックス線写真を示す。身の回りのことはできるが、仕事は行えない。この患者の Steinbrocker の分類はどれか。

1．ステージⅡ、クラスⅡ
2．ステージⅢ、クラスⅢ
3．ステージⅢ、クラスⅣ
4．ステージⅣ、クラスⅢ
5．ステージⅣ、クラスⅣ

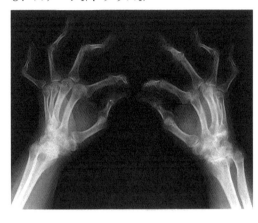

午前9　78歳の女性。布団を持ち上げようとした際、背部から腹部への強い帯状痛を生じ、寝返りも困難となったため入院となった。入院時のエックス線写真とMRIとを示す。この患者の病態はどれか。2つ選べ。

1．骨粗鬆症
2．脊椎分離症
3．脊柱管狭窄症
4．椎間板ヘルニア
5．脊椎椎体圧迫骨折

A　　　　　B

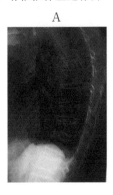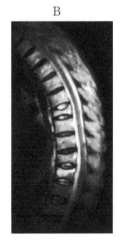

午前10 62歳の男性。Parkinson病。起立と歩行は可能であるが、歩行中の方向転換時には不安定となり転倒しそうになる。姿勢反射障害もみられる。独居で日常生活はほぼ自立しているが、通院には介助が必要である。この患者のHoehn & Yahrの重症度分類ステージはどれか。

1．Ⅰ
2．Ⅱ
3．Ⅲ
4．Ⅳ
5．Ⅴ

午前11 35歳の女性。橈骨遠位端骨折後に右上肢にCRPS〈複合性局所疼痛症候群〉を生じた。この患者にみられる所見に合致しないのはどれか。

1．浮腫
2．痛覚鈍麻
3．発汗異常
4．アロディニア
5．皮膚温の変化

午前12 嚥下障害がある患者の胸部エックス線写真を示す。予想される理学所見はどれか。

1．胸痛
2．乾性咳嗽
3．頸静脈怒張
4．右胸部打診で鼓音
5．右胸部聴診で水疱音

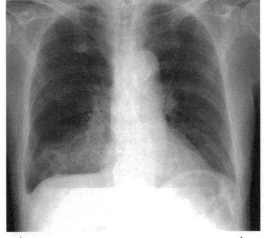

右　　　　　　　　　　　左

午前13 56歳の男性。閉塞性動脈硬化症。半年前から左下腿から足部にかけて冷感と痛みが発現し、歩行距離も低下している。検査法と結果の組合せで正しいのはどれか。

1．立位体前屈 ———————— 痛みの軽減
2．足背動脈の触診 ———— リズムの不整
3．足関節上腕血圧比 ———— 1.2以上
4．両下肢の下垂試験 ———— 感覚異常の出現
5．トレッドミル歩行 ———— 間欠性跛行の出現

午前14 39歳の男性。野球の試合中にジャンプしてボールをキャッチした着地時に、踵に疼痛と違和感とを訴えた。その直後から歩行困難となったために、応急処置の後に緊急搬送された。搬送先の病院で撮影された足部MRIを示す。矢印は損傷部位を示す。受傷直後の処置として適切なのはどれか。

1．足底板による固定
2．足関節周辺の保温
3．足関節底屈位での固定
4．強擦法による下腿部のマッサージ
5．端座位による下腿下垂位での安静

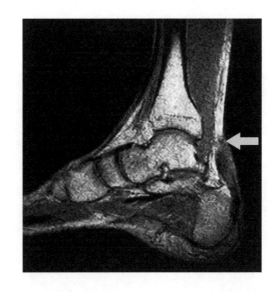

午前15　52歳の女性。7年前に右の乳癌に対して腋窩リンパ節郭清を伴う乳房部分切除術が行われ、術後に化学療法と放射線療法が行われた。5年前から右上肢リンパ浮腫が出現したため日常生活においては弾性スリーブを装着していた。リンパ浮腫が悪化してきたため受診し、リンパ浮腫重症度分類ステージⅡと診断された。日常生活指導として適切なのはどれか。

1．むだ毛を処理する。
2．皮膚の保湿をする。
3．水分摂取を制限する。
4．入浴は熱い温度で長湯をする。
5．腕を締め付けるような服を着る。

午前16　46歳の男性。前日夜に冷たい風に当たり、翌朝目が覚めると右顔面の腫れぼったさを感じた。昼食時に食事が口からこぼれることに気が付き、近くの神経内科を受診した。開眼安静時の顔面の状態を図に示す。この患者で正常に保たれる運動はどれか。

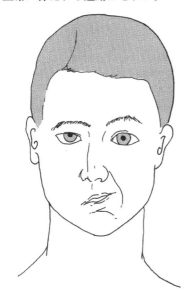

1．額にしわを寄せる。
2．眉をひそめる。
3．まぶたを閉じる。
4．奥歯を噛む。
5．口唇を閉じ突き出す。

午前17　右人工股関節置換術（後方侵入）後の患者の靴下の着脱動作として正しいのはどれか。2つ選べ。

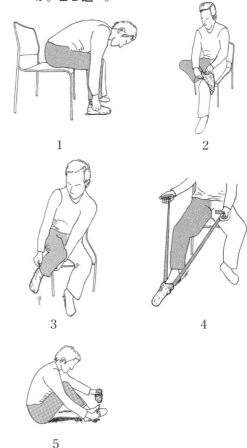

1　　　　　　　　2

3　　　　　　　　4

5

午前18　85歳の女性。脳梗塞による左片麻痺。歩行練習中に下肢装具の条件を変えて歩行を比較したところ、底屈制動を軽減して中足足根関節部以遠の可撓性を高めることで歩幅が増加した。改善に影響を与えた麻痺側の主な歩行周期はどれか。

1．荷重応答期
2．立脚中期
3．立脚後期
4．遊脚中期
5．遊脚後期

52
回

45

午前19 脊髄損傷患者の車椅子上での除圧動作を図に示す。損傷レベルの上位から下位への順序で正しいのはどれか。

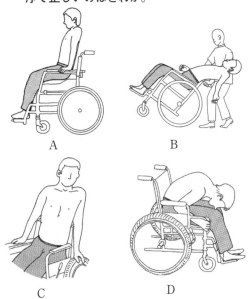

A   B

C   D

1．B → C → D → A
2．B → D → C → A
3．C → B → A → D
4．D → B → A → C
5．D → C → B → A

午前20 2歳の女児。痙直型四肢麻痺。臥位では頭部コントロール良好で、背臥位から腹臥位への寝返りが可能である。背臥位と腹臥位での様子を図に示す。この時期に優先して行う理学療法で最も適切なのはどれか。

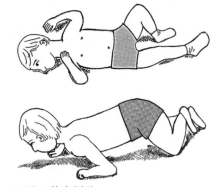

1．下肢の筋力増強
2．介助下での歩行練習
3．椅子からの立ち上がり練習
4．立位での陽性支持反射の促通
5．座位での体幹の立ち直り反応の促通

午前21 中枢神経障害の回復機序に関するアンマスキング〈unmasking〉の説明として適切なのはどれか。

1．神経損傷で抑制シナプスが活動しなくなったために機能が発現する。
2．脱神経のために受容体抗体ができ興奮性を高める。
3．神経線維が脱神経領域に伸びてシナプス形成する。
4．損傷部位より下位の組織が再編成されて機能する。
5．軸索切断後、近位部から神経線維が再生する。

午前22 成人に対する一次救命措置で正しいのはどれか。

1．呼吸数を測定する。
2．人工呼吸は10回以上連続して行う。
3．胸骨圧迫は1分間に10回の頻度で行う。
4．人工呼吸は胸が上がる程度の空気を吹き込む。
5．胸骨圧迫は胸が1cm程度沈む強さで圧迫する。

午前23 対象者を現在の生活習慣から喫煙群と非喫煙群とに分け、喫煙に起因する将来の脳血管障害の発生を明らかにする疫学研究法はどれか。

1．横断研究
2．記述的研究
3．コホート研究
4．症例対照研究
5．無作為化比較試験

午前24 嫌気的代謝の過程で生成される物質はどれか。

1．クエン酸
2．コハク酸
3．フマル酸
4．ピルビン酸
5．αケトグルタル酸

午前25 フレイルの説明で正しいのはどれか。

1．サルコペニアと関連がある。
2．体重は増加している者が多い。
3．虚弱高齢者とは区別される病態を有する。
4．地域在住高齢者での該当者は2％程度である。
5．精神的な活力の低下は判断の要素に含まれない。

午前26　医療面接における自由質問法はどれか。
1．「ご家族は何人ですか」
2．「お名前を教えてください」
3．「いつ頃から痛み出しましたか」
4．「どのようなことでお困りですか」
5．「痛いところは右ですか。左ですか」

午前27　延髄の障害でみられやすい症状はどれか。
1．兎　眼
2．眼瞼下垂
3．共同偏視
4．舌の運動障害
5．対光反射の障害

午前28　関節を他動的に動かしたときの正常な最終域感と関節運動の組合せで正しいのはどれか。
1．骨　性 ―― 手指中手指節〈MP〉関節伸展
2．靱帯の伸張 ――― 下肢伸展挙上〈SLR〉
3．軟部組織の接近 ―― 膝関節屈曲
4．筋の伸張感 ――― 肘関節伸展
5．関節包の伸張 ――― 前腕回外

午前29　注意機能の評価はどれか。
1．SCT
2．MMPI
3．バウムテスト
4．TMT〈trail making test〉
5．Kohs立方体組合せテスト

午前30　静的立位で下腿義足の足部内側が床から浮き上がった。原因はどれか。
1．toe-out角が大きすぎる。
2．初期内転角が不足している。
3．ソケットの外壁が高すぎる。
4．足部が外側に位置しすぎている。
5．ソケットが内側に位置しすぎている。

午前31　杖のチェックアウトについて正しいのはどれか。
1．ロフストランド杖の前腕支え位置は前腕近位1/3とする。
2．T字杖の握りは肘関節が45度屈曲する位置とする。
3．松葉杖の脇当て位置は腋窩から15 cm下方とする。
4．杖の長さは病態によらず同じ方法で決める。
5．杖先ゴムの状態確認は年に1回行う。

午前32　鷲足をつくるのはどれか。
1．大腿二頭筋
2．内側広筋
3．半腱様筋
4．腓腹筋
5．ヒラメ筋

午前33　脳血管障害の評価として用いられる評価法について正しいのはどれか。
1．mRSの評価項目に筋緊張がある。
2．SIASの評価項目に意識障害がある。
3．GCSの評価項目に関節可動域がある。
4．NIHSSの評価項目にバランスがある。
5．Fugl-Meyer Assessmentの評価項目に感覚機能がある。

午前34　Parkinson病で主にみられる徴候はどれか。2つ選べ。
1．眼　振
2．突進現象
3．動作時振戦
4．歯車様固縮
5．ミオクローヌス

午前35　Duchenne型筋ジストロフィーにみられる症状はどれか。
1．踵足変形
2．視力低下
3．深部感覚障害
4．Babinski反射陽性
5．下腿三頭筋仮性肥大

午前 36　うっ血性心不全でみられるのはどれか。
1．咳　嗽
2．皮膚紅潮
3．頸動脈雑音
4．心胸郭比 40 ％
5．初期の体重減少

午前 37　工場生産労働者の腰痛対策として、産業理学療法の観点から優先度が低いのはどれか。
1．作業姿勢の評価
2．作業方法の変更
3．職場の配置転換
4．ストレスの軽減
5．労働生産性の維持

午前 38　超音波治療が可能なのはどれか。
1．金属プレートによる骨折固定部位
2．血友病性関節症
3．小児の大腿骨下端部
4．深部静脈血栓症
5．転移性骨腫瘍部位

午前 39　脳卒中片麻痺者の応用歩行練習について麻痺側から行う場合が多いのはどれか。
1．エスカレーターに乗るとき
2．低い障害物をまたぐとき
3．急なスロープを上るとき
4．階段を上るとき
5．バスに乗るとき

午前 40　部分損傷をきたした靱帯と強化すべき筋の組合せで適切なのはどれか。
1．二分靱帯 ————————— 後脛骨筋
2．三角靱帯 ————————— 短腓骨筋
3．前脛腓靱帯 ——————— 前脛骨筋
4．前距腓靱帯 ——————— 長腓骨筋
5．リスフラン靱帯 ——— 下腿三頭筋

午前 41　関節リウマチの症状と理学療法の組合せで正しいのはどれか。
1．肩関節痛 ————— 持続伸張運動
2．手指の変形 ——— 超音波療法
3．足の外反母指 —— 金属支柱付短下肢装具
4．膝関節外反変形 —— 外側ウェッジ
5．環軸関節亜脱臼 —— 頸椎前屈姿勢の予防

午前 42　エネルギー蓄積機能によって大きな推進力を得る目的で使われる義足の足部はどれか。
1．単軸足
2．SAFE 足
3．SACH 足
4．フレックス足
5．Greissinger 足

午前 43　3 歳 6 か月の脳性麻痺児で、ロフストランド杖などの手に持つ移動器具を使用して歩行可能である。この児の GMFCS のレベルはどれか。
1．Ⅰ
2．Ⅱ
3．Ⅲ
4．Ⅳ
5．Ⅴ

午前 44　慢性腎不全患者に対する運動療法として正しいのはどれか。
1．運動によって腎血流は増加する。
2．血液透析日にも運動療法が行われる。
3．運動療法によって糸球体濾過量が改善する。
4．下肢の浮腫には起立台での起立練習が有効である。
5．病期分類ステージ 5 の症例では 5 〜 6 METs の運動が適応となる。

午前 45　がん患者の緩和ケア病棟におけるリハビリテーションで正しいのはどれか。
1．QOL より機能回復を優先する。
2．肺癌では呼吸介助は禁忌となる。
3．疼痛に対して温熱療法は禁忌である。
4．病名告知を前提として理学療法を行う。
5．骨転移の有無に合わせて理学療法の内容を変更する。

午前 46　三次予防に含まれるのはどれか。
1．早期発見
2．早期治療
3．予防接種
4．健康増進
5．リハビリテーション

午前47 要介護認定の審査で、要支援2と要介護1の違いを判定する要素はどれか。

1. 歩行速度
2. 対象者の意欲
3. 状態の不安定性
4. 家族の介護負担感
5. 要介護認定等基準時間

午前48 疾患と自助具の組合せで正しいのはどれか。

1. 片麻痺 ―――――――― ボタンエイド
2. 片側上肢の切断 ―――――
　　　　　　　　　　プルトップオープナー
3. 脊髄小脳変性症 ―――― リーチャー
4. 両側上肢の切断 ―――― 台付き爪切り
5. アテトーゼ型脳性麻痺 ―― ソックスエイド

午前49 Heinrichの法則について正しいのはどれか。

1. 有害事象を6段階で示している。
2. 多くの人が関わると事故が多くなる。
3. 1つの大事故に対して多数の小さな事故が発生している。
4. およそ2割の人の努力で8割の事故を防ぐことができる。
5. 二重の確認によって事故を3割程度減少させることができる。

午前50 側方突進が出現する可能性が最も高い病変部位はどれか。

1. 小脳虫部
2. 黒質緻密部
3. 視床内側部
4. 延髄外側部
5. 内包後脚部

午後1 健常成人の平地歩行時の下肢筋活動を図に示す。下腿三頭筋の筋活動に相当するのはどれか。

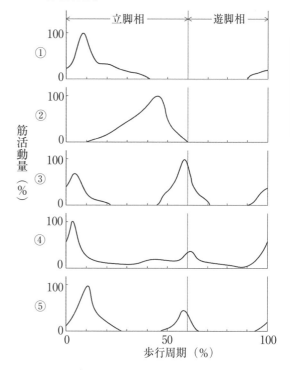

1. ①
2. ②
3. ③
4. ④
5. ⑤

午後2　図1の検査で異常がみられた場合、図2の脊髄横断面の模式図において損傷が考えられる部位はどれか。

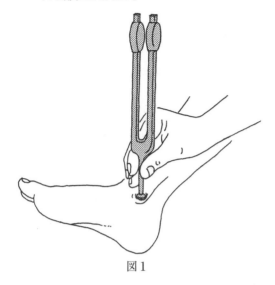

図1

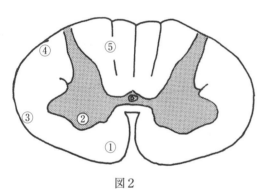

図2

1. ①
2. ②
3. ③
4. ④
5. ⑤

午後3　患者の股関節部エックス線写真を示す。大腿骨および下腿骨に骨折はなく、膝関節の変形や可動域制限はない。右大腿長 44.0 cm、両側の下腿長 35.5 cm、右下肢の棘果長 83.0 cm であった。左下肢の肢長検査で正しいのはどれか。

	棘果長	転子果長
1.	81.0 cm	79.5 cm
2.	81.0 cm	78.5 cm
3.	81.0 cm	77.5 cm
4.	83.0 cm	79.5 cm
5.	83.0 cm	77.5 cm

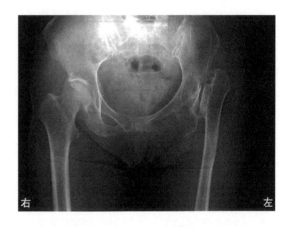

午後4　右股関節の可動域を表に示す。快適速度で直線路を歩行した場合に予想される特徴はどれか。

部　位	運動方向	他動可動域
股（右）	屈　曲	50 度
	伸　展	15 度
	外　転	35 度
	内　転	－ 10 度

1. 歩隔の増加
2. 右の歩幅の減少
3. 左の遊脚時間の延長
4. 右立脚時の体幹の左側屈
5. 左立脚時の左股関節外転角度の増加

午後5 Daniels らの徒手筋力テストで肩関節屈曲（前方挙上）の段階3の測定をする際、図のような代償がみられた。代償動作を生じさせている筋はどれか。

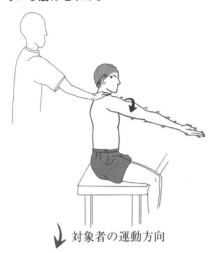

対象者の運動方向

1．回外筋
2．上腕二頭筋
3．前鋸筋
4．肩甲下筋
5．広背筋

午後6 義肢の写真を示す。使われている部品はどれか。

1．吸着式ソケット
2．ターンテーブル
3．多節リンク膝
4．トルク吸収装置
5．ドリンガー足部

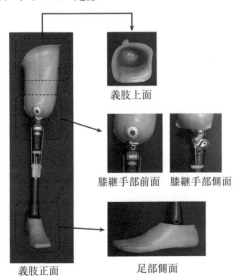

義肢上面

膝継手部前面　膝継手部側面

義肢正面　　　足部側面

午後7 病態と図に示す靴の補正との組合せで正しいのはどれか。2つ選べ。

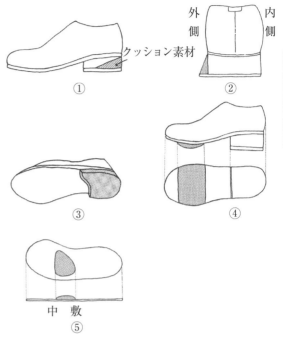

外側　　　　　内側

クッション素材

①
②
③
④

中　敷
⑤

1．踵骨骨棘 ——————— ①
2．外反扁平足 ————— ②
3．外反膝 ——————— ③
4．内反足 ——————— ④
5．槌　指 ——————— ⑤

午後8　14歳の女子。第5胸椎を頂椎とする側弯症。Cobb角は18度である。体幹前屈時の様子を図に示す。正しいのはどれか。

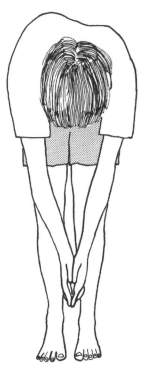

1．右凸の側弯である。
2．手術療法の適応である。
3．側弯体操で矯正可能である。
4．Boston型装具の適応である。
5．第5胸椎の棘突起は凸側へ回旋している。

午後9　60歳の男性。右利き。脳梗塞を発症し、回復期リハビリテーション病棟に入院中である。食事時に右手でスプーンの柄を握りこんでしまい、うまくスプーン操作ができず、介助が必要になることが多いが、少しずつ食事動作が円滑にできる場面が増えてきている。頭部MRIを示す。この食事動作の病態として考えられるのはどれか。

1．観念失行
2．視覚性失認
3．運動維持困難
4．右上肢運動麻痺
5．右上肢深部覚障害

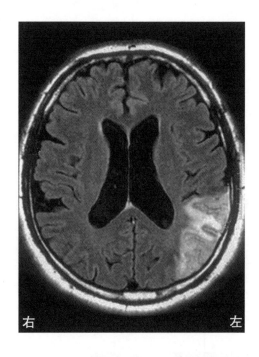

午後10　10歳の男児。Duchenne型筋ジストロフィー。独歩不可能で、屋外は車椅子で、室内では四つ這い移動が可能。上肢に拘縮はなく、座位で上肢の使用が可能である。この時期に優先して行うべき評価はどれか。

1．知能検査
2．深部腱反射
3．神経伝導速度
4．呼吸機能検査
5．前腕回内外試験

午後11 Down 症候群で乳児期前半にみられる特徴的な姿勢はどれか。

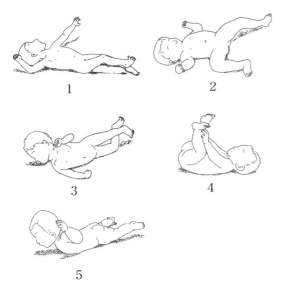

1

2

3

4

5

午後12 58歳の男性。歩行時のふらつきを訴えて受診した。歩隔はやや広いが左右方向は安定しており、前後方向への振り子様の歩容がみられる。検査結果を表に示す。協調運動改善の理学療法として適切なのはどれか。

注視方向性眼振	あり
構音障害	あり
鼻指鼻試験	測定異常あり
関節位置覚障害	なし
Romberg 徴候	なし

1．自転車エルゴメーターによるペダリング運動
2．rhythmic stabilization
3．下肢筋群の持続的伸張
4．Frenkel 体操
5．Epley 法

午後13 65歳の男性。被殻出血による右片麻痺。発症後2か月。意識レベル、認知機能および左下肢の機能に問題はない。右足関節の位置覚障害がみられる。起居動作は自立し、座位は安定している。現在、平行棒内での歩行練習中である。歩行中、右下肢の振り出しは可能であるが、踵接地がみられず、右下肢立脚中期に膝折れを認める。Brunnstrom 法ステージ右下肢Ⅲ、右下腿三頭筋の MAS〈modified Ashworth scale〉は2つである。歩行に用いる最も適切な装具はどれか。

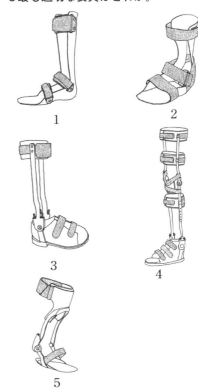

1

2

3

4

5

午後14 75歳の男性。冠動脈バイパス術後。病棟での運動療法中に胸部不快感を生じた。そのときのモニター心電図を示す。この患者にみられるのはどれか。

1．心房細動
2．洞性徐脈
3．WPW 症候群
4．心室性期外収縮
5．Ⅱ度房室ブロック

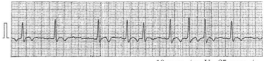

10 mm / mV　25 mm / s

午後15　70歳の男性。脳梗塞による左片麻痺。線分抹消検査では紙面の左下方の線分抹消が行えず、車椅子駆動時には左側を壁にぶつけることがあった。理学療法として適切なのはどれか。

1．右側から聴覚刺激を与える。
2．右後頸部筋へ振動刺激を行う。
3．頭部は正面を向いたまま体幹を右に回旋させる。
4．手がかりを与えながら左側にある視覚標的を右へ移動させる。
5．視野が右へ偏位するプリズム付眼鏡をかけてリーチ動作を行わせる。

次の文により、16、17の問に答えよ。
　20歳の女性。1か月前に転倒し、疼痛は軽減したが膝関節の不安定感があり来院した。

午後16　実施した検査を図に示す。矢印は力を加えた方向を示す。この検査で陽性となったとき、損傷されたのはどれか。

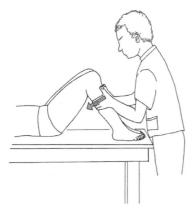

1．外側側副靱帯
2．後十字靱帯
3．前十字靱帯
4．腸脛靱帯
5．内側側副靱帯

午後17　他に損傷がなかった場合、優先すべき治療はどれか。

1．安静固定
2．水中歩行練習
3．大腿四頭筋の強化
4．超音波療法
5．ハムストリングスの強化

午後18　53歳の女性。脳出血による片麻痺で、発症後6週経過。Brunnstrom法ステージは上肢、手指、下肢ともにⅣ。両足をそろえた位置から理学療法士を両上肢で押しながら図のように左足を一歩前に出す運動を行っている。この目的として誤っているのはどれか。

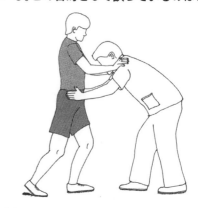

1．歩幅の拡大
2．歩隔の拡大
3．右側の殿筋強化
4．右側の下腿三頭筋の強化
5．右側の上肢肩甲帯の安定化

午後19　42歳の男性。Guillain-Barré症候群。発症後3日目。四肢体幹の重要な麻痺と呼吸筋麻痺のため人工呼吸器管理の状態である。この時期に行う理学療法で適切なのはどれか。

1．体位排痰
2．痙縮の抑制
3．体幹の漸増抵抗運動
4．上下肢の高負荷の筋力増強運動
5．上下肢の過伸張を伴うストレッチ

午後20　多職種で構成される病院内のカンファレンスに出席する際に、先輩から「この会議は、チームビルディングは成熟していて活発な議論がなされるが、コンフリクトマネジメントに課題がある」と助言を受けた。このカンファレンスにおける対応として最も優先すべきなのはどれか。

1．自分の意見を積極的に述べる。
2．参加者と打ち解けられるようにする。
3．意見が衝突した際に注意深く対応する。
4．他者の意見を傾聴することを優先する。
5．他者の意見に異を唱えずに議論を進める。

午後21　医療機関における患者の個人情報の取扱いで誤っているのはどれか。
1．本人に開示する。
2．漏えい防止対策を行う。
3．正確かつ最新の内容に保つ。
4．利用目的をできる限り特定する。
5．医療機関の判断で利用目的を変更できる。

午後22　陽性尤度比の説明で正しいのはどれか。
1．検査的中率と同義である。
2．陰性尤度比を足すと1になる。
3．「感度÷（1－特異度）」で計算できる。
4．値が小さいほど臨床導入の妥当性が高い。
5．実際の該当者のうち検査で陽性となる割合である。

午後23　立位で外乱による体の前方への傾きを足関節の運動で制御する際、外乱直後に最も活動する筋はどれか。
1．腓腹筋
2．大胸筋
3．腹直筋
4．前脛骨筋
5．大腿四頭筋

午後24　運動による疲労時に筋内で増えるのはどれか。2つ選べ。
1．ATP
2．乳　酸
3．グリコーゲン
4．水素イオン（H^+）
5．クレアチリン酸

午後25　SF－36で正しいのはどれか。
1．効用値を算出する。
2．4つの下位尺度がある。
3．疾患特異的尺度である。
4．アウトカムの指標となる。
5．全般的に主観的満足感を評価する。

午後26　非圧痕性浮腫を生じる疾患はどれか。
1．ネフローゼ症候群
2．甲状腺機能低下症
3．肝硬変
4．心不全
5．熱　傷

午後27　関節可動域測定法（日本整形外科学会、日本リハビリテーション医学会基準による）において、基本軸または移動軸が橈骨であるのはどれか。2つ選べ。
1．肩外旋
2．肩屈曲
3．肘伸展
4．手背屈
5．前腕回内

午後28　Danielsらの徒手筋力テストで、検査する筋の段階と測定肢位の組合せで正しいのはどれか。2つ選べ。
1．腸腰筋の段階3 ――――――― 側臥位
2．中殿筋の段階1 ――――――― 腹臥位
3．大腿四頭筋の段階3 ―――― 座　位
4．前脛骨筋の段階4 ――――― 立　位
5．下腿三頭筋の段階2 ―――― 背臥位

午後29　FIMについて正しいのはどれか。2つ選べ。
1．運動項目の1つに排尿管理がある。
2．認知項目の1つに問題解決がある。
3．認知項目の完全自立は42点となる。
4．補装具を使用して動作が自立していれば完全自立とする。
5．すべての評価項目が全介助の場合、評価点は0点となる。

午後30　骨盤帯付長下肢装具の適合判定で正しいのはどれか。
1．骨盤帯は側方では腸骨稜と上前腸骨棘の間に設置する。
2．下腿半月上縁は腓骨頭下端の直下である。
3．股継手軸は前額面で小転子より2cm上方を通る。
4．膝継手軸は矢状面で膝の前後径の1/2の点と後方1/3の点の中間点を通る。
5．足継手軸は前額面で内果中央を通る。

午後31 肘関節脱臼で多いのはどれか。
1．外　側
2．後　方
3．前　方
4．内　側
5．分　散

午後32 腰椎椎間板ヘルニアで陽性となるテスト
　　　　はどれか。
1．Apley テスト
2．Patrick テスト
3．Thomas テスト
4．McMurray テスト
5．大腿神経伸張テスト

午後33 脳卒中発症後2週間以内に生じにくい合
　　　　併症はどれか。
1．意識障害
2．消化管出血
3．肩手症候群
4．摂食嚥下障害
5．深部静脈血栓症

午後34 筋萎縮性側索硬化症で生じにくい症状は
　　　　どれか。
1．舌萎縮
2．構音障害
3．上下肢麻痺
4．眼球運動障害
5．摂食嚥下障害

午後35 末梢神経損傷で予後が最も良いのはどれ
　　　　か。
1．ニューロトメーシス〈neurotmesis〉
2．アクソノトメーシス〈axonotmesis〉
3．ニューラプラキシア〈neurapraxia〉
4．神経根引き抜き損傷
5．Waller 変性

午後36 水の物理的特性で水中運動療法における
　　　　生理的な作用に影響しないのはどれか。
1．水　圧
2．浮　力
3．抵　抗
4．屈　折
5．熱伝導率

午後37 持久力トレーニングの効果として正しい
　　　　のはどれか。
1．呼吸数の増加
2．1回拍出量の減少
3．安静時心拍数の減少
4．末梢血管抵抗の増加
5．最大酸素摂取量の減少

午後38 慢性非特異的腰痛の理学療法介入方法に
　　　　ついて、理学療法診療ガイドラインで強く推
　　　　奨されているのはどれか。
1．超音波
2．TENS
3．腰椎牽引
4．寒冷療法
5．認知行動療法

午後39 慢性閉塞性肺疾患の ADL 動作で最も息切
　　　　れが生じやすいのはどれか。
1．食　事
2．排　尿
3．歯磨き
4．洗　髪
5．ズボンの着脱

午後40 転位のない大腿骨転子部骨折に対する観
　　　　血的整復固定術後の理学療法として優先度の
　　　　低いのはどれか。
1．早期からの歩行練習
2．脱臼予防肢位の指導
3．早期からの ROM 練習
4．大腿四頭筋の等尺性運動
5．足関節の自動的底背屈運動

午後41　腰椎分離症で分離するのはどれか。
1．横突起
2．棘突起
3．椎間板
4．椎　弓
5．椎　体

午後42　Duchenne 型筋ジストロフィーについて
　　　　誤っているのはどれか。
1．小学校3〜4年では書字動作は保たれる。
2．小学校高学年ではトイレ動作に介助が必要で
ある。
3．小学校高学年での歩行消失後は四つ這い生活
を積極的に指導する。
4．小学校高学年から中学校では美術の時間に補
助具の工夫が必要である。
5．中学校から高校ではパソコンの入力装置に工
夫が必要である。

午後43　心不全のない急性心筋梗塞患者の退院後
　　　　運動指導として適切なのはどれか。
1．1日10分程度のジョギング
2．等尺性収縮による筋力増強
3．心拍数を増加させない運動
4．Borg 指数16レベルの運動
5．週3日以上の有酸素運動

午後44　白杖を使用している視覚障害者の介助に
　　　　ついて正しいのはどれか。2つ選べ。
1．平地歩行時は、介助者の手を把持する。
2．バスに乗るときは、介助者が先に乗る。
3．階段を下りるときは、介助者が一段先に下りる。
4．混雑した電車に乗るときは、介助者が後から
乗る。
5．手前に引いて出入りするドアでは、介助者が
先に入る。

午後45　生活習慣病に含まれないのはどれか。
1．高血圧症
2．脂質異常症
3．糖尿病
4．脳卒中
5．肺　炎

午後46　ICF の脳卒中 Brief core set に含まれるの
　　　　はどれか。
1．歩　行
2．痛みの感覚
3．運動耐容能
4．関節の可動性
5．レクリエーションとレジャー

午後47　介護保険制度について誤っているのはど
　　　　れか。
1．在宅介護を推進する。
2．健康の保持や増進に努力する。
3．20歳以上の全国民が加入する。
4．高齢者の自己決定権を尊重する。
5．ノーマライゼーションを実現する。

午後48　端座位で一側の股関節を屈曲する際に抵
　　　　抗をかけたところ Strümpell 現象が出現し、
　　　　歩行動作の練習に役立てようとした。観察さ
　　　　れた動きはどれか。
1．股関節外旋
2．膝関節屈曲
3．膝関節伸展
4．足関節背屈
5．足関節底屈

午後49　胸髄損傷者の褥瘡予防で正しいのはどれ
　　　　か。
1．30度側臥位にする。
2．体位変換は6時間ごとに行う。
3．褥瘡の好発部位に円座を用いる。
4．ベッドアップは80度以上にする。
5．褥瘡の好発部位をマッサージする。

午後50　栄養状態の評価として有用性が低いのは
　　　　どれか。
1．血小板数
2．下腿周囲径
3．体重減少率
4．Body Mass Index
5．血清アルブミン値

●●●●●第 53 回 問題●●●●●

午前1　68歳の女性。変形性股関節症。発症して
　　　10年が経過し、右人工股関節全置換術を施
　　　行することとなった。術前評価として歩行分
　　　析を行ったところ、右立脚期にDuchenne歩
　　　行が観察された。この患者に行う検査として
　　　重要度が低いのはどれか。

1．筋力検査
2．形態計測
3．疼痛検査
4．反射検査
5．関節可動域検査

午前2　心電図を示す。心電図と所見の組合せで正
　　　しいのはどれか。2つ選べ。
1．①　――――　心房細動
2．②　――――　洞性徐脈
3．③　――――　心室性期外収縮
4．④　――――　心房性期外収縮
5．⑤　――――　発作性上室性頻拍

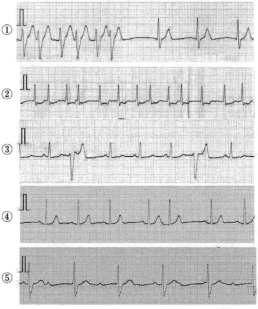

10mm/mV　25mm/s

午前3　関節可動域測定法（日本整形外科学会、日
　　　本リハビリテーション医学会基準による）で
　　　正しいのはどれか。2つ選べ。

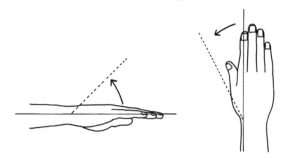

1．手伸展　　　　　　　2．手撓屈

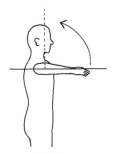

3．母指掌側外転　　　　4．股伸展

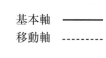

基本軸　――――――
移動軸　----------

5．肩外旋

午前4　Daniels らの徒手筋力テストにおける段階
　　　2の検査の開始肢位で正しいのはどれか。（採
　　　点除外）

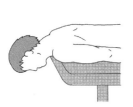

1．頸部伸展

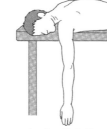

2．左肩関節内旋

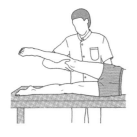

3．左股関節内転

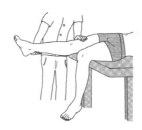

4．左股関節外旋

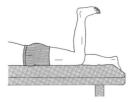

5．左股関節伸展

午前5　脳皮質の感覚野の片側前額断の模式図を
　　　示す。Penfield の感覚神経の脳地図における
　　　足の局在はどれか。

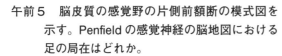
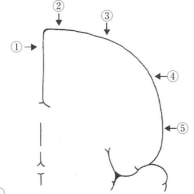

1．①
2．②
3．③
4．④
5．⑤

午前6　75歳の女性。右利き。脳梗塞を発症し救
　　　急車で搬入された。発症翌日に症状の悪化を
　　　認めた。発症3日目の頭部 MRI の拡散強調
　　　像を示す。最も出現しやすい症状はどれか。

1．片麻痺
2．失語症
3．運動失調
4．嚥下障害
5．視野障害

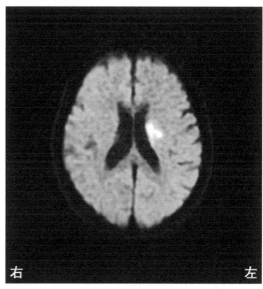

右　　　　　　　　　　　　　左

午前7　70歳の男性。脳卒中による右片麻痺。現
　　　在の ADL は次のとおりである。食事は普通
　　　食を先割れスプーン使用で自立、整容は自立、
　　　更衣は自立。トイレは部分介助、入浴は部分
　　　介助。背臥位から自力で起き上がり端座位保
　　　持可能だが、車椅子への移乗は監視が必要。
　　　移動は車椅子にて自立。排便や排尿は時々失
　　　禁がある。Barthel Index の得点はどれか。

1．35 点
2．45 点
3．55 点
4．65 点
5．75 点

午前8　68歳の男性。胸部大動脈解離（Stanford分類B型）に対して経カテーテル的ステントグラフト内挿術が行われたところ、術後に麻痺症状がみられた。ASIA評価表の結果を示す。この患者のASIAの重症度スケールと脊髄の損傷部位との組合せで正しいのはどれか。

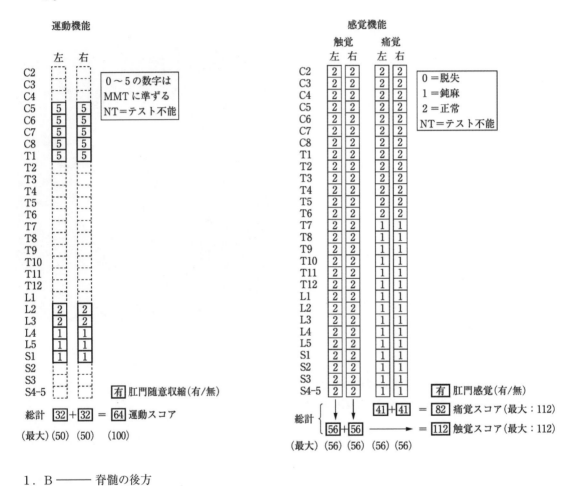

1．B ── 脊髄の後方
2．C ── 脊髄の前方
3．C ── 脊髄の後方
4．D ── 脊髄の前方
5．D ── 脊髄の中心部

午前9　42歳の女性。感冒症状が出現して1週後から対称性に両手のしびれを自覚し、脱力が急速に近位部へと広がったため神経内科を受診した。上肢遠位部優先の脱力と四肢の深部腱反射消失を認め、Guillain-Barré 症候群と診断された。検査所見として正しいのはどれか。

1．髄液検査で細胞数が増加する。
2．頸髄 MRI 検査で髄内信号異常を認める。
3．末梢神経伝導検査で伝導速度が低下する。
4．末梢神経の連続刺激で M 波の振幅が漸増する。
5．末梢神経刺激で誘発される F 波の潜時が短縮する。

午前10　4歳の男児。顕在性二分脊椎症による脊髄髄膜瘤の術後。立位の様子を図に示す。短い距離であれば独歩可能である。予測される機能残存レベルの上限で正しいのはどれか。

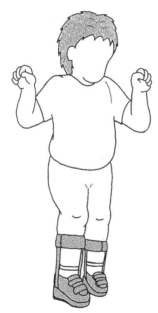

1．L2
2．L3
3．L4
4．L5
5．S1

午前11　55歳の男性。2型糖尿病。身長170cm、体重85kg。BMI〈body mass index〉を24にするために目標とすべき体重に最も近いのはどれか。

1．65 kg
2．67 kg
3．69 kg
4．71 kg
5．73 kg

午前12　21歳の女性。バレーボールで着地時に足関節痛を訴えた。検査法を図に示す。この検査で調べる靱帯損傷として正しいのはどれか。

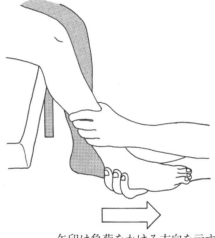

矢印は負荷をかける方向を示す

1．三角靱帯損傷
2．踵腓靱帯損傷
3．前距腓靱帯損傷
4．前脛腓靱帯損傷
5．二分靱帯損傷

午前13　図に示す両側支柱付長下肢装具について
　　　　正しいのはどれか。2つ選べ。

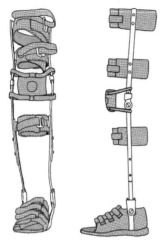

1．外側支柱の高さは大転子から6cm下にする。
2．膝継手はオフセット式である。
3．下腿半月の位置は膝関節裂隙から2cm下に
　　する。
4．足継手はダブルクレンザックである。
5．短下肢装具へと変更可能である。

次の文により14、15の問いに答えよ。
　19歳の男性。基礎疾患はない。自転車エルゴメー
ターを用いた運動強度を次第に上昇させて運動終
点まで運動負荷試験を行ったときの酸素摂取量の
測定結果を図に示す。

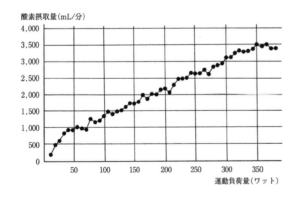

午前14　最大酸素摂取量（mL/分）として正しい
　　　　のはどれか。
1．1,000
2．1,500
3．2,500
4．3,500
5．4,000

午前15　全身持久力改善のための必要な運動負荷
　　　　量（ワット）として正しいのはどれか。
1．50
2．100
3．200
4．300
5．350

午前16　脳卒中後の左片麻痺患者の生活環境を整
　　　　えることとした。ベッドとポータブルトイレ
　　　　の位置で適切なのはどれか。

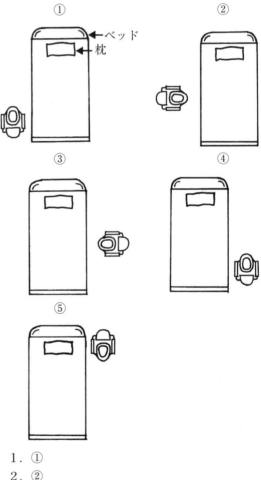

1．①
2．②
3．③
4．④
5．⑤

午前 17　45 歳の女性。右変形性股関節症。先天性股関節脱臼の既往がある。1 年前から荷重時の右股関節痛があり、2 か月前から安静時痛も出現した。起居動作時や歩行時の疼痛が強くなってきたため受診した。ADL 指導として適切なのはどれか。

1．階段は右足から昇段する。
2．階段は左足から降段する。
3．できるだけ低い椅子に座る
4．T 字杖を使用する場合は左手に持つ。
5．左足よりも右足を手前に引いて椅子から立ち上がる。

午前 18　55 歳の男性。トラックの荷台（2m）から転落して受傷した。来院時の足関節エックス線単純写真及び冠状断 CT と CT の模式図を別に示す。保存的に加療したとき、今後最も起こりやすい合併症はどれか。

1．凹　足
2．踵　足
3．内反尖足
4．変形性関節症
5．無腐性骨壊死

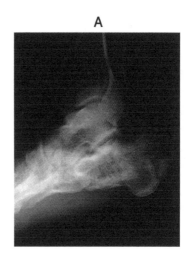

A

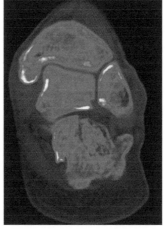

B

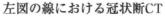

左図の線における冠状断CT

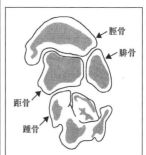

CTの模式図

次の文により 19、20 の問いに答えよ。

　生後 4 か月の乳児。健診で股関節の異常を指摘された。来院時に右股関節の開排制限を認めたため、股関節のエックス線単純検査を行った。

午前 19　股関節の図を示す。臼蓋角はどれか。

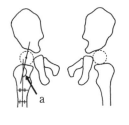
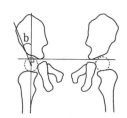
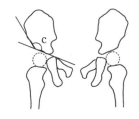
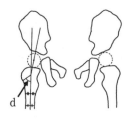
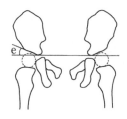

1．a
2．b
3．c
4．d
5．e

午前 20　この患者の股関節のエックス線単純写真を示す。行うべき対応として適切なのはどれか。
1．経過観察
2．ギプス固定
3．観血的整復術
4．オーバーヘッド牽引
5．リーメンビューゲル装具

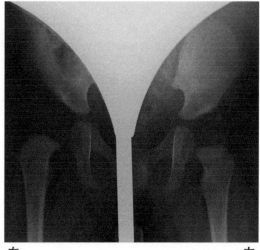

右　　　　　　　　　　　　　左

午前 21　研究に関する用語と説明の組合せで正しいのはどれか。
1．母集団 ——— 実際の研究の対象となるもの
2．順序尺度 —— 重さ、長さ、時間などの物理量を表す尺度
3．名義尺度 —— 大小関係や程度のような順位を有する尺度
4．交絡因子 —— 2 つの要因の関連をかく乱する他の因子
5．Likert 尺度 — 階層性を持った質問などに対する回答についての比率尺度

午前 22　理学療法診療ガイドライン第 1 版（日本理学療法士協会）における理学療法介入の推奨グレード分類で、「行わないように勧められる科学的根拠がない」に該当する推奨グレードはどれか。
1．A
2．B
3．C1
4．C2
5．D

午前23 歩行について正しいのはどれか。
1. 身長が高いほど重複歩距離は短くなる。
2. 進行方向と足の長軸がなす角度を足角という。
3. 両脚支持期は歩行速度が速くなると長くなる。
4. 水平面上の進行方向に対して垂直方向の両足の開きを歩幅という。
5. 一側の踵が接地してから再び接地するまでの時間をステップ時間という。

午前24 腹臥位と比較した場合の背臥位の特徴について正しいのはどれか。
1. 誤嚥が生じやすい。
2. 上気道が狭窄しにくい。
3. 機能的残気量が減少しやすい。
4. 動脈血酸素分圧が低下しにくい。
5. 後肺底区の換気が改善しやすい。

午前25 主観的幸福感を評価できるのはどれか。
1. FIM
2. Katz Index
3. PGC モラールスケール改訂版
4. 老研式活動能力指標
5. SF-36

午前26 関節可動域測定法（日本整形外科学会、日本リハビリテーション医学会基準による）で前額面上の角度を測定するのはどれか。
1. 肩甲帯拳上
2. 肩内旋
3. 膝伸展
4. 頸部屈曲
5. 胸腰部回旋

午前27 Daniels らの肩関節の徒手筋力テストにおける段階と測定肢位の組合せで正しいのはどれか。
1. 屈曲の段階2 ―――― 背臥位
2. 伸展の段階3 ―――― 座　位
3. 外旋の段階4 ―――― 座　位
4. 水平内転の段階2 ―― 腹臥位
5. 水平外転の段階2 ―― 側臥位

午前28 痛みを主症状とする疾患はどれか。2つ選べ。
1. Basedow 病
2. Buerger 病
3. Ménière 病
4. 強直性脊椎炎
5. 急性灰白髄炎

午前29 記憶障害の評価法はどれか。
1. BADS〈behavioural assessment of the dysexecutive syndrome〉
2. BIT
3. CAT〈clinical assessment for attention〉
4. RBMT
5. WCST

午前30 右頭頂葉障害で特徴的な症状はどれか。
1. 警官の敬礼のまねができない。
2. 顔を見ただけでは誰か分からない。
3. 歯ブラシで歯を磨くことができない。
4. 料理を段取り良く行うことができない。
5. 服の左右の袖に腕を通すことができない。

午前31 歩行において下腿義足の初期内転角が不足しているときに生じる現象はどれか。
1. 断端外側遠位部に圧迫感が生じる。
2. 断端内側遠位部に圧迫感が生じる。
3. 踵接地時に義足足部が回旋する。
4. 義足の足部外側が浮き上がる。
5. 歩隔が広い。

午前32 関節リウマチの脊椎病変で最も多いのはどれか。
1. 黄色靱帯骨化
2. 環軸椎亜脱臼
3. 後縦靱帯骨化
4. 脊柱側弯
5. 腰椎椎間板ヘルニア

午前33　膝前十字靱帯損傷と合併して損傷しやすい部位はどれか。
1．外側側副靱帯
2．後十字靱帯
3．後半月大腿靱帯
4．膝蓋腱
5．内側半月板

午前34　多発性硬化症において、頸部を前屈すると項部から下肢まで電撃痛が放散する徴候はどれか。
1．Gowers 徴候
2．Lhermitte 徴候
3．Patrick 徴候
4．Tinel 徴候
5．Uhthoff 徴候

午前35　慢性閉塞性肺疾患の身体所見でみられやすいのはどれか。
1．乾性咳嗽
2．呼吸音低下
3．肺野打診での濁音
4．胸郭柔軟性の増加
5．胸部聴診での捻髪音

午前36　平衡機能障害において、後索性や小脳性に比べ前庭性に最も関連する異常はどれか。
1．眼　振
2．構音障害
3．深部感覚障害
4．耳鳴り
5．Romberg 試験陽性

午前37　フレイルの高齢者の特徴について正しいのはどれか。
1．筋量が増加する。
2．FBS が低値になる。
3．TUG 時間が短くなる。
4．長座位前屈距離が短くなる。
5．運動負荷時の Borg 指数が低値となる。

午前38　寒冷療法が痙縮を低下させる機序はどれか。
1．筋組織の代謝の増大
2．毛細血管透過性の増大
3．γ 神経線維の伝導速度の低下
4．δ 神経線維の伝導速度の低下
5．筋紡錘からの求心性放電の増大

午前39　虚血性心疾患に対する運動療法が禁忌となるのはどれか。2つ選べ。
1．安定狭心症
2．代償性心不全
3．活動性の心筋炎
4．I度房室ブロック
5．コントロールされていない不整脈

午前40　認知症の周辺症状であるBPSD〈behavioral and psychological symptoms of dementia〉はどれか。
1．失　行
2．失　認
3．妄　想
4．見当識障害
5．遂行機能障害

午前41　脊髄小脳変性症の患者で、歩行可能であるが伝い歩きが主であり、方向転換時に不安定となってしまう場合の歩行補助具として適切なのはどれか。
1．T字杖
2．歩行車
3．交互型歩行器
4．ウォーカーケイン
5．ロフストランド杖

午前42　変形性膝関節症の理学療法介入方法について、理学療法診療ガイドライン第1版（日本理学療法士協会）で推奨グレードが最も低いのはどれか。
1．協調運動
2．減量療法
3．有酸素運動
4．筋力増強運動
5．ホットパック

午前43　手関節背屈位で手をついて転倒した患者のエックス線単純写真を示す。この病態として正しいのはどれか。

1．chauffeur's 骨折
2．Colles 骨折
3．Galeazzi 骨折
4．Monteggia 骨折
5．Smith 骨折

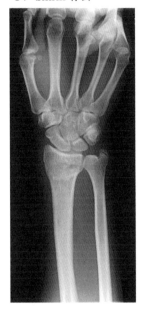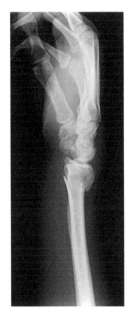

午前44　重度の片麻痺を生じた脳梗塞患者に対する急性期の理学療法で正しいのはどれか。

1．立位練習には装具を用いない。
2．非麻痺側の筋力増強運動は行わない。
3．神経症候の増悪がなければ離床練習を開始する。
4．深部静脈血栓症の予防目的で弾性ストッキングは使用しない。
5．安静時に収縮期血圧が 140 mmHg を超えている場合は実施しない。

午前45　外傷性の前頭葉損傷による高次脳機能障害の患者に対する動作指導として適切なのはどれか。

1．床からの起き上がりは、起き上がる方向を次々と変えながら練習する。
2．歩行では、股・膝・足関節の運動に同時に注意を払うよう指導する。
3．車椅子操作は、手順を1つずつ確認しながら進めるよう指導する。
4．動作の手順を間違えた場合は、自分で気付くまで指摘しない。
5．更衣動作では、上衣と下衣を交互に練習する。

午前46　重症筋無力症のクリーゼについて誤っているのはどれか。

1．嚥下障害を認める。
2．咳嗽機能が低下する。
3．閉塞性換気障害をきたす。
4．発症率は 20% 以上である。
5．ステロイドの急激な減量が原因となる。

午前47　GMFCS レベルⅡの痙直型脳性麻痺児に対する運動指導で最も適しているのはどれか。

1．車椅子の駆動練習
2．割り座での座位練習
3．歩行補助具なしでの歩行練習
4．バニーホッピングによる四つ這い移動練習
5．スタンディングボードを用いての立位練習

午前48　脳卒中後の在宅高齢者について、ICF における活動の評価に最も関連する情報はどれか。

1．住環境
2．家族関係
3．認知機能
4．外出時の交通手段
5．活用可能なインフォーマルサービスの有無

午前49 介護予防における二次予防事業ついて正しいのはどれか。
1. 介護予防に関するボランテイアを養成する。
2. 基本チェックリストによって対象者を決定する。
3. 要支援認定者を対象に運動機能向上教室を開催する。
4. 居宅を訪問し要介護度改善のための理学療法を行う。
5. 介護予防に関するパンフレットによる啓発活動を行う。

午前50 標準予防策〈standard precautions〉において、操作の後だけに手指衛生が必要なのはどれか。
1. 気管吸引
2. 血圧測定
3. 脈拍測定
4. 体温測定
5. ベッド柵の操作

午後1 36歳の男性。交通事故による外傷性脳損傷のため3日前に入院した。病室訪問時、呼びかけても閉眼しており、大きな声で呼びかけたが開眼せず、体を揺さぶって初めて開眼したがすぐに閉眼してしまう。JCS〈Japan coma scale〉で評価した意識レベルはどれか。
1. Ⅱ－10
2. Ⅱ－20
3. Ⅱ－30
4. Ⅲ－100
5. Ⅲ－200

午後2 20歳の男性。自転車エルゴメーターを用いて、1分間に20ワット増加させるランプ負荷法にて心肺運動負荷試験を行った。その際の分時換気量、二酸化炭素排泄量および酸素摂取量の変化を図に示す。①から③までの期間および④と⑤の時点に生じている生体の変化として正しいのはどれか。2つ選べ。

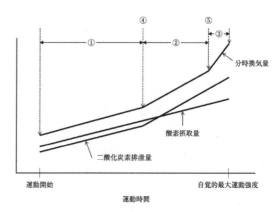

1. ①では動脈血酸素分圧が上昇する。
2. ②では乳酸が増加する。
3. ③では動脈血pHが急激に上昇する。
4. ④では無酸素性のATP産生が加わる。
5. ⑤では動脈血酸素飽和度が低下し始める。

午後3 関節可動域測定法（日本整形外科学会、日本リハビリテーション医学会基準による）で正しいのはどれか。2つ選べ。

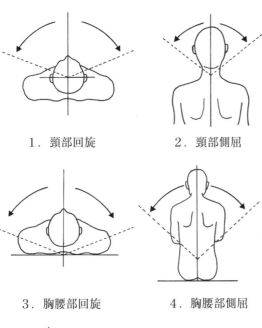

1．頸部回旋 2．頸部側屈

3．胸腰部回旋 4．胸腰部側屈

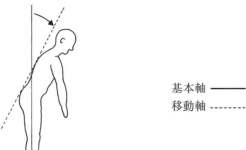

基本軸 ————
移動軸 --------

5．胸腰部屈曲

午後4 Daniels らの徒手筋力テストにおける触診部位として正しいのはどれか。2つ選べ。（採点除外）

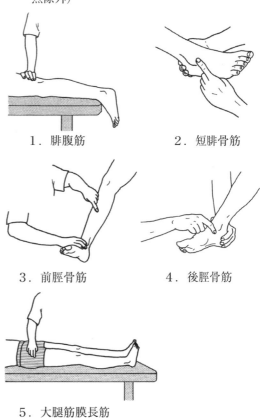

1．腓腹筋 2．短腓骨筋

3．前脛骨筋 4．後脛骨筋

5．大腿筋膜長筋

午後5 車椅子乗車中に体幹を右に傾けたまま寝てしまい、アームレストに右上腕外側を長時間圧迫していた。自が覚めると、図のように右手の斜線部分に感覚鈍麻を認めた。絞扼性損傷を受けた神経はどれか。

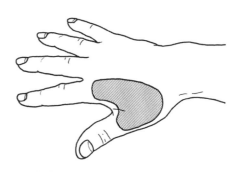

1．腋窩神経
2．筋皮神経
3．尺骨神経
4．正中神経
5．橈骨神経

午後6　脳出血後の頭部 CT を示す。最も生じやす
　　　い症状はどれか。
　1．系列的な動作が順番通りにできない。
　2．脳出血発症前のことが思い出せない。
　3．左からの刺激に反応しない。
　4．左手の感覚が脱失する。
　5．人の顔が区別できない。

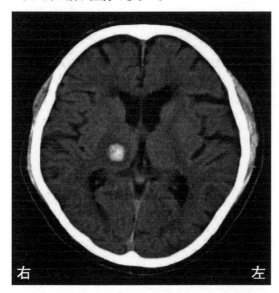

午後7　45 歳の男性。左大腿切断後。大腿義足を
　　　用いた歩行練習中、左立脚中期に過度の腰椎
　　　前弯が観察された。原因として正しいのはど
　　　れか。
　1．義足長が長過ぎる。
　2．足継手の後方バンパーが弱過ぎる。
　3．ソケットが前方に位置し過ぎている。
　4．ソケットの初期屈曲角が不足している。
　5．膝継手の摩擦が弱すぎる。

午後8　70 歳の男性。脳梗塞による左片麻痺。
　　　Brunnstrom 法ステージは下肢Ⅲ。関節可動
　　　域制限はない。ダブルクレンザック足継手付
　　　き両側金属支柱型短下肢装具を用いて歩行練
　　　習を実施している。足継手を背屈 0 ～ 20 度
　　　で可動するように設定すると左立脚中期に膝
　　　折れが出現した。装具の調整で正しいのはど
　　　れか。
　1．足継手の可動範囲を背屈 0 ～ 5 度に設定する。
　2．スウェーデン式膝装具を併用する。
　3．T ストラップを追加する。
　4．外側ウェッジを入れる。
　5．装具の踵を高くする。

午後9　脳卒中機能評価法〈SIAS〉の麻痺側運動
　　　機能の評定で 2 点となるのはどれか。

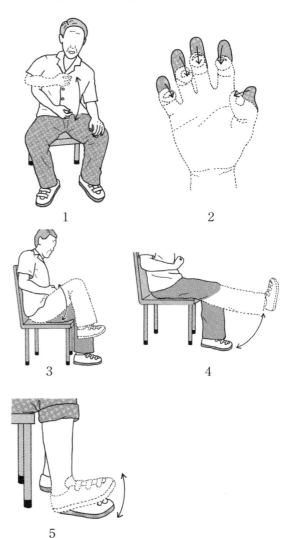

1

2

3

4

5

午後10 45歳の男性。半年前から左上肢遠位部の脱力、3か月前から左上肢の筋萎縮と右上肢の脱力、さらに最近歩行障害と構音障害を認めるようになり、神経内科で筋萎縮性側索硬化症と診断された。現時点で認められる可能性が高いのはどれか。

1．褥 瘡
2．振動覚低下
3．眼球運動障害
4．膀胱直腸障害
5．Hoffmann 反射陽性

午後11 52歳の男性。2型糖尿病。足のしびれと血糖値の上昇のため入院となった。検査結果では空腹時血糖305mg/dL、尿検査でケトン体陽性であった。虚血性心疾患と腎機能障害は認めない。この患者への対応で正しいのはどれか。

1．安静臥床とする。
2．1日200kcal を消費させる運動を行う。
3．1RM の80% で下肢の筋力増強運動を行う。
4．病棟内歩行などの軽度な負荷にとどめる。
5．目標心拍数115/ 分で有酸素運動を20分間行う。

午後12 50歳の男性。1か月前から腰痛と右殿部痛が生じ、徐々に右下肢の疼痛が増悪してきた。腰部 MRI を示す。この病態で陽性になるのはどれか。

1．Apley test
2．Lasègue test
3．Lachman test
4．Thompson test
5．McMurray test

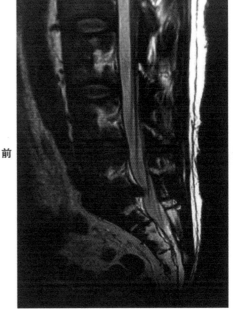

前　　　　　　　　後

午後13 25歳の男性。野球の試合で走塁中に大腿後面に違和感と痛みが生じた。直後に整形外科を受診したところ、大腿部エックス線写真では骨折を認めなかった。この時点での物理療法で適切なのはどれか。

1．交代浴
2．極超短波
3．アイシング
4．ホットパック
5．パラフィン浴

午後14　身体計測の結果を図に示す。厚さ3cmの
　　　　クッションを用いる場合の車椅子の基本寸法
　　　　で正しいのはどれか。

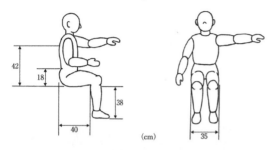

1．背もたれ高：45cm
2．肘掛けの高さ：23cm
3．シート長（座長）：43cm
4．膝窩からフットプレート：38cm
5．座　幅：40cm

午後15　58歳の女性。5年前に子宮頸癌の手術を
　　　　行った。2年前から右下肢にリンパ浮腫が出
　　　　現し、弾性ストッキングを着用していた。1
　　　　年前から安静臥位で右下肢を挙上しても浮腫
　　　　が改善せず、皮膚が固くなり非圧窩性浮腫が
　　　　認められたため、週1回外来で理学療法を実
　　　　施していた。2目前に蜂窩織炎を発症し、現
　　　　在、薬物療法中である。対応として適切なの
　　　　はどれか。
1．患部の冷却
2．スキンケア休止
3．圧迫下での下肢運動
4．用手的リンパドレナージ
5．経皮的電気刺激療法〈TENS〉

午後16　4歳の男児。痙直型両麻痺。しばしば割
　　　　り座で座る。バニーホッピングと交互性パ
　　　　ターンの四つ這いを併用して移動する。PCW
　　　　〈postural control walker〉を用いた歩行練習
　　　　を実施している。この児に対する遊びの指導
　　　　内容で最も適切なのはどれか。

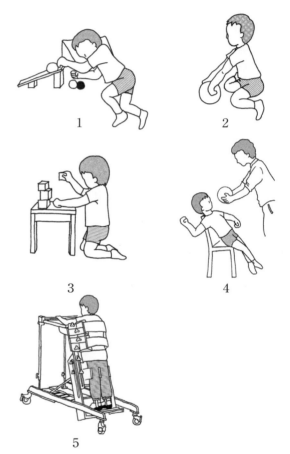

午後17　70歳の男性。3年前に右手の振戦によっ
　　　　てParkinson病を発症し、在宅で治療を行っ
　　　　ている。ADLは自立していたが、1か月前
　　　　に風邪をひいてから歩く速さが遅くなり、歩
　　　　行の際に一歩目が思うように前に出ず、歩
　　　　き出してからも前方に転びそうになること
　　　　が多いという。在宅での理学療法における
　　　　歩行指導で適切なのはどれか。2つ選べ。
1．両下肢に弾性包帯を装着する。
2．足関節に重錘バンドを装着する。
3．一歩目を小さく前に出すよう指導する。
4．床にはしご状の目印を付けてまたがせる。
5．かけ声などをかけてもらいながら歩くよう指
　　導する。

午後18 36歳の男性。手にバスケットボールが当たって受傷した。来院時の手指の写真とエックス線単純写真とを示す。この病態として正しいのはどれか。

1. 槌　指
2. ばね指
3. ボクサー骨折
4. ムチランス変形
5. Bennett 骨折

A

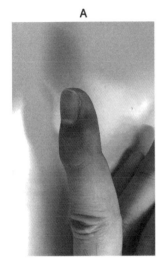

B

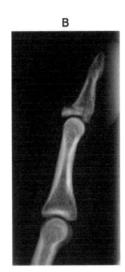

午後19 65歳の男性。身長165cm。図のように歩行補助具として杖の長さを調整する際、指標とすべき杖先の位置を示す a の距離と肘の角度 b の組合せで正しいのはどれか。

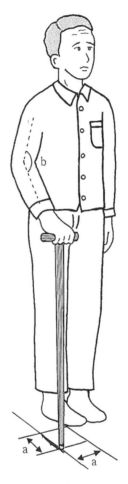

1. 20 cm ——— 100 度
2. 15 cm ——— 100 度
3. 15 cm ——— 150 度
4. 　5 cm ——— 150 度
5. 　5 cm ——— 180 度

午後20　71歳の男性。うっ血性心不全。2週前から顔面と下肢とに浮腫がみられるようになり、安静にしていても呼吸困難があるため入院となった。入院2日後、離床練習開始となった。医療面接における質問で、重要性が低いのはどれか。

1.「咳や痰はないですか」
2.「仰向けで寝られますか」
3.「喉が渇きやすいですか」
4.「息切れは少なくなりましたか」
5.「手足のむくみは少なくなりましか」

午後21　入院患者100人の収縮期血圧を集計した標本Aの分布は、中央値や平均値の近くに測定値が集中していた。他の値より極端に小さい値が1つあり、再度確認したところ誤記入であることが分かったため、この値を除いて標本Bを作った。標本Aに比べ標本Bの方が大きい統計量はどれか。

1. 分　散
2. 最大値
3. 最頻値
4. 平均値
5. 標準偏差

午後22　疾患の予防対策で正しいのはどれか。

1. 健康診断は一次予防である。
2. ワクチン接種は一次予防である。
3. 禁煙は二次予防である。
4. 合併症の予防は二次予防である。
5. 糖尿病の運動療法は三次予防である。

午後23　端座位で膝関節を完全伸展位から屈曲した際に生じるのはどれか。

1. 前十字靱帯は弛緩する。
2. 内側側副靱帯は緊張する。
3. 屈曲初期に脛骨は外旋する。
4. 内側半月板よりも外側半月板の方が大きく移動する。
5. 屈曲初期にすべり運動が生じ、続いて転がり運動が加わる。

午後24　加齢に伴う生理的変化について正しいのはどれか。

1. 肝重量の増加
2. 自己抗体形成の低下
3. 抗原抗体反応の低下
4. 血漿アルブミン量の増加
5. クレアチニンクリアランスの増加

午後25　関節可動域測定法（日本整形外科学会、日本リハビリテーション医学会基準による）の運動方向と測定肢位の組合せで正しいのはどれか。

1. 肩屈曲 ——— 前腕回外位
2. 股内旋 ——— 膝関節伸展位
3. 股外転 ——— 股関節伸展位
4. 膝屈曲 ——— 股関節伸展位
5. 足底屈 ——— 膝関節伸展位

午後26　異常歩行と原因の組合せで正しいのはどれか。

1. 鶏　歩 ——————— 脛骨神経麻痺
2. 踵足歩行 ——————— 脳卒中
3. 動揺歩行 ——————— 小脳性運動失調症
4. 大殿筋歩行 ——— 筋ジストロフィー
5. はさみ脚歩行 ——— 正常圧水頭症

午後27　アテトーゼ型脳性麻痺で残存しやすい反射はどれか。

1. Galant 反射
2. 吸啜反射
3. 自動歩行
4. 手掌把握反射
5. 探索反射

午後28　慢性腰痛に対する認知行動療法でないのはどれか。

1. 痛みの有無を頻回に尋ねる。
2. 腰痛の不安を解消する映像を見せる。
3. 腰を反らせても痛まない成功体験を繰り返させる。
4. 痛みがあってもできる活動があることを認識させる。
5. 適切な身体活動は痛みを憎悪させないことを説明する。

午後29　内頸動脈系と比べて椎骨脳底動脈系の血流障害でみられやすいのはどれか。2つ選べ。
1．複　視
2．運動失調
3．Broca 失語
4．一過性黒内障
5．半側空間無視

午後30　脳卒中片麻痺の亜脱臼に対する肘屈曲型アームスリングのチェックアウトで正しいのはどれか。
1．頸部で上肢を支持する。
2．肩関節は内旋位とする。
3．前腕は回外位とする。
4．手関節は掌屈位とする。
5．手部は肘関節より低くする。

午後31　Heberden 結節の好発部位はどれか。
1．遠位指節間関節
2．遠立橈尺関節
3．近位指節間関節
4．近立橈尺関節
5．中手指節関節

午後32　腱板断裂損傷の徒手検査で陽性となる可能性が最も高いのはどれか。
1．anterior apprehension test
2．drop arm test
3．Morley test
4．Thompson test
5．Yargason test

午後33　肘関節屈曲位から伸展方向へ他動的に動かしたときに、可動域の全範囲にわたり抵抗感が感じられたが、運動は容易であった。MAS〈modified Ashworth scale〉における筋緊張のレベルはどれか。
1．0
2．1
3．1+
4．2
5．3

午後34　動脈血ガス分析結果が pH7.32、$PaCO_2$ 33 Torr、PaO_2 83Torr、HCO_3^- 17mEq/L である場合に予想される呼吸様式はどれか。
1．徐呼吸
2．頻呼吸
3．無呼吸
4．Kussmaul 呼吸
5．Cheyne – Stokes 呼吸

午後35　がん患者の身体機能評価尺度はどれか。
1．Barthel Index
2．FBS
3．FIM
4．KPS〈Karnofsky performance scale〉
5．mRS

午後36　神経因性膀胱のうち低活動性膀胱を呈する疾患はどれか。
1．脳出血
2．胸髄損傷
3．多発性硬化症
4．頸椎後縦靱帯骨化症
5．糖尿病性自律神経障害

午後37　高齢者の転倒リスクに関連性が低いのはどれか。
1．男　性
2．視力障害
3．下肢筋力低下
4．認知機能低下
5．複数回転倒の既往

午後38　超音波療法について正しいのはどれか。2つ選べ。
1．周波数は深達度に影響しない。
2．成長期の小児の骨端線への照射は避ける。
3．水中の照射では温熱効果は期待できない。
4．骨セメントを使用している部位は照射を避ける。
5．空気中の照射では皮膚とプローブを約10cm離す。

午後39　機器を使用しなければ実施できないのはどれか。
1．等尺性運動
2．漸増抵抗運動
3．等運動性運動
4．遠心性等張性運動
5．求心性等張性運動

午後40　脳卒中後の左片麻痺の患者が車椅子からベッドへの移乗動作を行う際の介助方法として適切なのはどれか。
1．装具は外して行う。
2．車椅子の後方から介助する。
3．車椅子上で殿部を前方に移動させておく。
4．ベッドに対して車椅子を平行に設置する。
5．ベッドの高さは車椅子の座面よりも高くしておく。

午後41　IADL に含まれるのはどれか。2つ選べ。
1．階段の昇降をする。
2．髪を洗う。
3．掃除をする。
4．電話をかける。
5．髭を剃る。

午後42　関節リウマチの開張足を矯正する装具で最も適切なのはどれか。
1．外側ウェッジ
2．外側 T ストラップ
3．踵補高
4．逆 Thomas ヒール
5．メタタルサルアーチサポート

午後43　義足におけるシリコンライナー使用の利点はどれか。
1．ソケットトリムラインの上昇
2．ピストン運動減少
3．装着の簡便性
4．皮膚への刺激
5．発汗促進

午後44　脳血管障害の患者に対する治療で適切でないのはどれか。
1．片麻痺に対する CI 療法
2．抑うつ状態に対する認知行動療法
3．弛緩性麻痺に対するボツリヌス毒素療法
4．歩行障害に対するトレッドミル歩行練習
5．半側空間無視に対するプリズム適応療法

午後45　Duchenne 型筋ジストロフィーのステージ5（厚生省筋萎縮症研究班の機能障害度分類による）に対する理学療法で優先度が高いのはどれか。
1．座位保持練習
2．体幹装具の使用
3．徒手での咳嗽介助
4．下肢の漸増抵抗運動
5．椅子からの立ち上がり練習

午後46　末梢神経障害による猿手で使用する装具はどれか。
1．コックアップ・スプリント
2．短対立装具
3．虫様筋カフ
4．手関節駆動式把持装具
5．BFO

午後47　Down 症児の初期の腹臥位での移動の特徴はどれか。
1．股関節の外転
2．伸展側下肢の尖足傾向
3．上肢の過剰な引き込み
4．緊張性迷路反射の残存
5．下肢運動の交互性の欠如

午後48　摂食嚥下障害に対する Shaker 法について正しいのはどれか。
1．喉頭挙上筋群の筋力増強を行う。
2．食道入口部を閉鎖する。
3．呼吸を数秒間止める。
4．頭部を伸展する。
5．端座位で行う。

午後49　人工呼吸器を使用している重症心身障害
　　　　児の気管吸引を実施する上で正しいのはどれ
　　　　か。2つ選べ。
　1．気管吸引後、聴診する。
　2．気管吸引時には SpO$_2$ を確認する。
　3．吸引圧は 20 kPa（150 mmHg）以上に設定する。
　4．吸引カテーテルは気管分岐部の先まで挿入す
　　　る。
　5．気管吸引は 1 回の吸引につき 30 秒間程度持
　　　続して行う。

午後50　問診で用いる質問の種類とその具体例の
　　　　組合せで正しいのはどれか。
　1．閉じた質問
　　　〈クローズド・ク　──　「痛むのは膝内側です
　　　エスチョン〉　　　　　　か、外側ですか、そ
　　　　　　　　　　　　　　れとも前ですか」
　2．開いた質問
　　　〈オープン・クエ　──　「今日の具合はいかが
　　　スチョン〉　　　　　　ですか」
　3．中立的質問
　　　〈ニュートラル・　──　「痛みはありますか」
　　　クエスチョン〉
　4．多項目の質問
　　　〈マルチプル・ク　──　「膝の痛みについて詳
　　　エスチョン〉　　　　　しく教えてください」
　5．焦点型質問
　　　〈フォーカスト・　──　「お名前を教えてくだ
　　　クエスチョン〉　　　　さい」

回

●●●●●第 54 回 問題●●●●●

午前 1　関節可動域測定法（日本整形外科学会、日本リハビリテーション医学会基準による）で正しいのはどれか。2つ選べ。

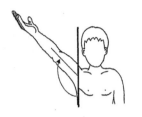

1．肩外転

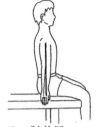

2．肘伸展

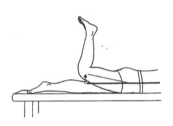

3．股伸展

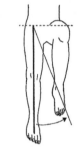

4．股内転

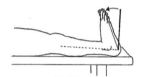

―――：基本軸
――――：移動軸

5．足背屈

午前 2　32歳の女性。下痢症状の後に四肢の脱力が出現したGuillain-Barré症候群で、入院2週後のGuillain-Barré障害スコアが5（人工呼吸管理）であった。グラフは表の3項目の合計点と歩行の関係を示す。この患者が発症6か月後に歩行不可能な確率はどれか。

項　目	内　容	評価点
年齢	60歳以上	1点
	41歳～60歳未満	0.5点
	40歳以下	0点
発症に先立つ下痢の有無	あり	1点
	なし	0点
入院2週後のGuillain-Barré障害スコア	0または1	1点
	2	2点
	3	3点
	4	4点
	5	5点

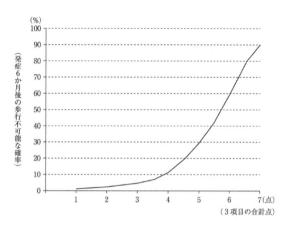

(%)
（発症6か月後の歩行不可能な確率）
（3項目の合計点）

1．20%
2．30%
3．60%
4．80%
5．90%

次の文により3、4の問いに答えよ。
　検査方法を図に示す。

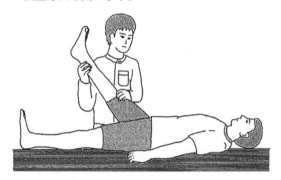

午前 3　この検査方法はどれか。
　1．Ober テスト
　2．Patrick テスト
　3．SLR テスト
　4．Thomas テスト
　5．Thompson テスト

午前4　この検査で陽性となるのはどれか。
1. アキレス腱断裂
2. 膝蓋骨脱臼
3. 大腿筋膜張筋短縮
4. 大腿四頭筋短縮
5. ハムストリングス損傷

午前5　関節可動域測定法（日本整形外科学会、日本リハビリテーション医学会基準による）で誤っているのはどれか。

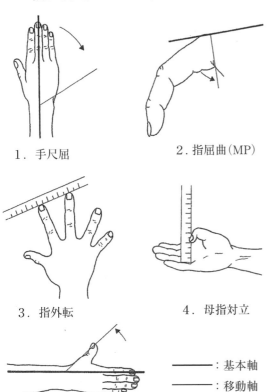

1. 手尺屈
2. 指屈曲（MP）
3. 指外転
4. 母指対立
5. 母指掌側外転
　　　━━ ：基本軸
　　　━━ ：移動軸

午前6　56歳の男性。発症時に明らかな運動麻痺はないが、歩くとすぐによろけて物につかまっていないと立っていられなくなり、頭部CT検査で脳出血と診断された。頭部CT画像①〜⑤を示す。この患者の頭部CT画像として最も可能性が高いのはどれか。
1. ①
2. ②
3. ③
4. ④
5. ⑤

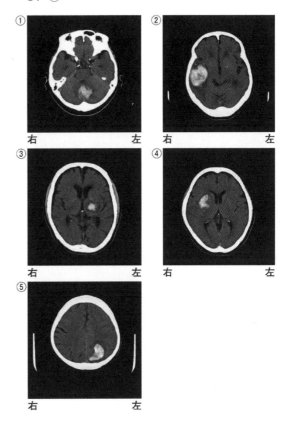

① 右　左
② 右　左
③ 右　左
④ 右　左
⑤ 右　左

午前7　正中神経を手首と肘部で電気刺激した運動神経伝導検査の波形を示す。この運動神経伝導検査から考えられる病態はどれか。ただし、手首と肘部の刺激部位間の距離は175mmである。（正常範囲：振幅3.5mV以上、運動神経伝導速度48m/s以上）

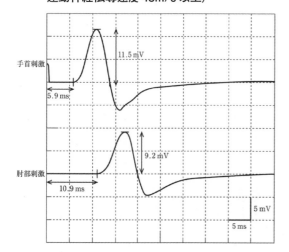

1．運動ニューロン変性
2．軸索変性
3．神経筋接合部異常
4．正　常
5．脱　髄

午前8　3歳の男児。脳性麻痺による右片麻痺。背臥位から図のように起き上がる。影響する反射はどれか。

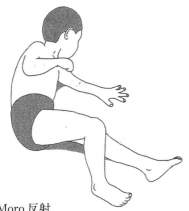

1．Moro 反射
2．Galant 反射
3．緊張性迷路反射
4．交差性伸展反射
5．非対称性緊張性頸反射

午前9　水中での立位姿勢を図に示す。体重の約50％が免荷されるのはどれか。

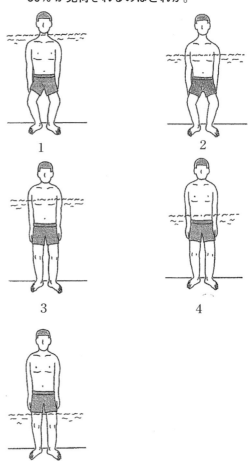

午前10　65歳の男性。視床出血による左片麻痺。救急搬送され保存的治療が行われた。発症後3日より脳卒中ケアユニットでの理学療法を開始。このとき覚醒しておらず、大きな声で呼びかけたが開眼しなかったため胸骨部に痛み刺激を加えたところ、刺激を加えている手を払いのけようとする動きがみられた。この患者のJCS〈Japan Coma Scale〉での意識障害の評価で正しいのはどれか。

1．Ⅱ − 10
2．Ⅱ − 20
3．Ⅱ − 30
4．Ⅲ − 100
5．Ⅲ − 200

午前11 45歳の男性。会社の事務職として働いていたが、自転車運転中に自動車にはねられ、びまん性軸索損傷を受傷した。身体機能に問題がなかったため、1か月後に以前と同じ部署である庶務に復職した。仕事を依頼されたことや仕事の方法は覚えているが、何から手を付ければ良いのか優先順位が付けられず、周囲の同僚から仕事を促されてしまう状況である。考えられるのはどれか。

1．記憶障害
2．コミュニケーション障害
3．失　行
4．失　認
5．遂行機能障害

午前12 70歳の男性。脳梗塞により右片麻痺。Brunnstrom 法ステージは上肢Ⅱ、下肢Ⅲ。下肢の随意運動は共同運動がわずかに認められる程度である。歩行はT字杖にて室内は自立している。ADL指導で正しいのはどれか。2つ選べ。

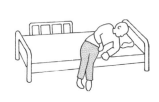

1．ベット上で起き上がる

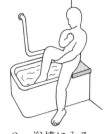

2．浴槽に入る

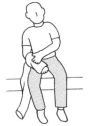

3．シャツを着る

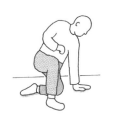

4．床から立ち上がる

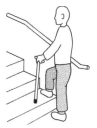

5．階段を上る

午前13 82歳の女性。転倒して右股関節痛を訴えた。エックス線写真を示す。疑うべき疾患はどれか。

1．股関節脱臼
2．坐骨骨折
3．大腿骨近位部骨折
4．恥骨結合離開
5．恥骨骨折

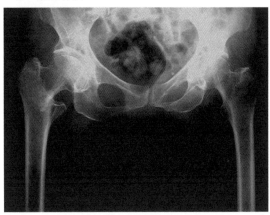

右　　　　　　　　　　左

次の文により 14、15 の問いに答えよ。

　60 歳の男性。右利き。歩行困難のため搬送された。発症 7 日目の頭部 MRI と頭部 MRA を示す。

頭部 MRI

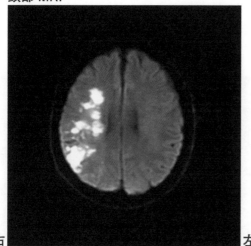

右　　　　　　　　左

頭部 MRA

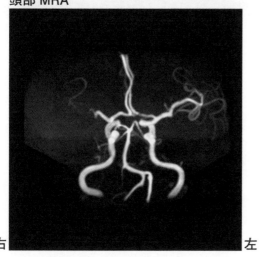

右　　　　　　　　左

午前 14　閉塞している動脈はどれか。
1．右前大脳動脈
2．右中大脳動脈
3．右内頸動脈
4．右椎骨動脈
5．脳底動脈

午前 15　この患者に生じやすい症状はどれか。
1．観念失行
2．左右失認
3．純粋失読
4．病態失認
5．観念運動失行

午前 16　42 歳の男性。スキーの滑走中に転倒し、腕神経叢の図に示す部位を損傷した。前腕外側（橈側）と手の掌側の母指から環指に感覚鈍麻がある。筋力低下をきたす筋はどれか。2 つ選べ。

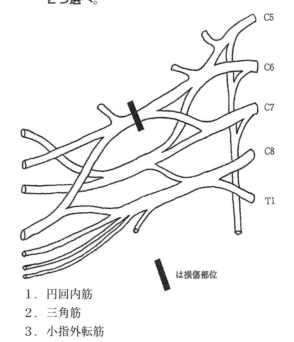

■は損傷部位

1．円回内筋
2．三角筋
3．小指外転筋
4．上腕三頭筋
5．上腕二頭筋

午前 17　6 歳の男児。顕在性二分脊椎症による脊髄髄膜瘤の術後。大腿四頭筋、大内転筋の作用はなく、ハムストリングス、前脛骨筋、後脛骨筋、長母指伸筋および長指伸筋が作用している。踵足変形のため靴型装具を使用しており、独歩可能である。予測される Sharrard の分類の上限はどれか。（採点除外）
1．Ⅰ群
2．Ⅱ群
3．Ⅲ群
4．Ⅳ群
5．Ⅴ群

午前 18 図に示す排痰体位に対応する肺区域で正しいのはどれか。2つ選べ。

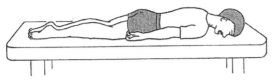

1．肺尖区（S^1）
2．後上葉区（S^2）
3．上－下葉区（S^6）
4．前肺底区（S^8）
5．後肺底区（S^{10}）

午前 19 78歳の男性。慢性閉塞性肺疾患の急性憎悪により人工呼吸器管理中である。意識レベル JCS〈Japan Coma Scale〉Ⅱ－20、体温 37.5℃、呼吸数は 26 回／分、努力性呼吸を認める。二次的合併症の予防目的で行う理学療法で適切でないのはどれか。

1．呼吸介助
2．体位排痰法
3．ベッドアップ
4．関節可動域運動
5．徒手的抵抗運動

午前 20 図に示す姿勢のうち、労働災害予防を目的とした動作指導で適切な作業姿勢はどれか。

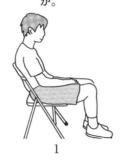
1

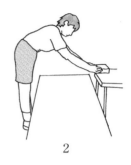
2

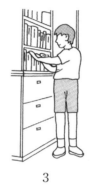
3

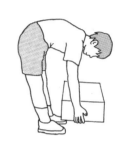
4

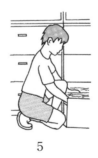
5

午前 21 治療についてのインフォームドコンセントで適切なのはどれか。

1．治療者は専門用語で説明する。
2．患者の同意内容は文書で保存する。
3．治療者は患者の要求があってから説明する。
4．判断能力に関わらず患者の決定が優先される。
5．患者は正当な理由がなければ同意を撤回できない。

午前 22　SOAP で正しいのはどれか。
1．O に患者の訴えを記載する。
2．S には検査データを記載する。
3．P には検査結果の解釈を記載する。
4．問題志向型診療記録として記載する。
5．A には理学療法プログラムを記載する。

午前 23　固定負荷にて行う運動負荷試験はどれか。
1．Bruce 法
2．ランプ負荷法
3．6 分間歩行テスト
4．マスターシングルテスト
5．シャトルウォーキングテスト

午前 24　関節可動域測定法（日本整形外科学会、日本リハビリテーション医学会基準による）で足部の内がえしを測定する。基本軸と移動軸の組合せで正しいのはどれか。
1．下腿軸への垂直線 ──── 足底面
2．下腿軸への垂直線 ──── 足背面
3．腓骨への垂直線 ──── 足底面
4．腓骨への垂直線 ──── 足背面
5．腓骨への垂直線 ──── 第 5 中足骨

午前 25　関節可動域が正常な患者に対し、Daniels らの徒手筋力テストの段階 5 の検査で、軽度屈曲位で抵抗を加えるのはどれか。
1．肩関節伸展
2．肘関節伸展
3．手関節伸展
4．股関節伸展
5．頸部複合伸展

午前 26　検査結果を表に示す。6 か月前と比べてバランス機能の低下を示すのはどれか。

	検査項目	6 か月前	現在
1．	FBS	47 点	33 点
2．	TUG	25 秒	9 秒
3．	10m 歩行時間	45 秒	12 秒
4．	片脚立位時間	10 秒	55 秒
5．	Functional Reach Test	6cm	20cm

午前 27　認知症の原因になりにくい疾患はどれか。
1．葉酸欠乏症
2．正常圧水頭症
3．慢性硬膜下血腫
4．甲状腺機能亢進症
5．ビタミン B_{12} 欠乏症

午前 28　歩行周期で立脚相直前から活動し、踵接地時に大きな活動を示す下肢の筋はどれか。2 つ選べ。
1．下腿三頭筋
2．前脛骨筋
3．大腿四頭筋
4．長母指屈筋
5．腸腰筋

午前 29　内反足に対する最も適切な靴の補正はどれか。
1．Thomas ヒール
2．内側フレアヒール
3．クッションヒール
4．メタタルザルバー
5．外側ソールウェッジ

午前 30　関節リウマチにおいて、余暇、仕事、身の回りのことの 3 つの要素から機能状態の程度を示す指標はどれか。
1．CMI
2．DAS28〈disease activity score 28〉
3．Larsen 分類
4．Sharp score
5．Steinbrocker の class 分類

午前 31　尺骨骨幹部骨折と橈骨小頭の脱臼を生じるのはどれか。
1．Barton 骨折
2．Colles 骨折
3．Galeazzi 骨折
4．Monteggia 骨折
5．Smith 骨折

午前32 疲労骨折が最も多いのはどれか。
1. 脛 骨
2. 骨 盤
3. 中足骨
4. 腓 骨
5. 腰 椎

午前33 上腕二頭筋腱炎で陽性所見を呈する検査はどれか。
1. Adson テスト
2. Apley テスト
3. Finkelstein テスト
4. Kemp テスト
5. Yergason テスト

午前34 脳卒中片麻痺患者に用いられる評価法で正しいのはどれか。2つ選べ。
1. FMA〈Fugl-Meyer assessment〉は ADL の評価を含む。
2. JSS〈Japan Stroke Scale〉は関節可動域の評価を含む。
3. mRS は歩行速度の評価を含む。
4. NIHSS は意識状態の評価を含む。
5. SIAS は非麻痺側機能の評価を含む。

午前35 Parkinson 病に対する包括的な評価指標である UPDRS の評価項目でないのはどれか。
1. 感 覚
2. 姿 勢
3. 歩 行
4. 知的機能
5. ジスキネジア

午前36 GMFM で正しいのはどれか。
1. GMFM-88 は間隔尺度として使用される。
2. 各項目は 0 〜 4 の 5 段階評価で判定する。
3. 脳性麻痺のための標準化された発達評価である。
4. 健常 5 歳児であれば達成可能な項目で構成される。
5. Item Map の使用により認知機能の判定が可能である。

午前37 NYHA 分類で正しいのはどれか。
1. 5 段階分類である。
2. 自覚症状により重症度を分類する。
3. Ⅰ度では心疾患を有し、日常生活で疲労、呼吸困難がある。
4. Ⅱ度では日常生活以下の労作で疲労、呼吸困難がある。
5. Ⅳ度では安静時に心不全症状はみられない。

午前38 成人に対する一次救命処置で正しいのはどれか。
1. 胸骨圧迫は 1 分間に 100 〜 120 回のテンポで行う。
2. 胸骨圧迫は胸骨が 1cm 程度沈む強さで圧迫する。
3. AED による電気ショック後には胸骨圧迫を行わない。
4. 人工呼吸（口対口呼吸）の吹込みは続けて 10 回以上行う。
5. 胸骨圧迫をしながら AED による電気ショックを与える。

午前39 筋力増強トレーニングの効果で正しいのはどれか。
1. 自動介助運動では効果は得られない。
2. 筋肥大が生じるまで効果は得られない。
3. 最大抵抗を用いれば月 1 回の運動で効果が得られる。
4. 等運動性運動ではトレーニングに用いた運動速度付近で大きな効果が得られる。
5. 最大筋力に対して極めて弱い抵抗運動であっても回数を増やすことで効果が得られる。

午前40 超音波療法で正しいのはどれか。（複数の選択肢を正解として採点する）
1. 強度は $0.5 \sim 2.5W/cm^2$ が推奨される。
2. 透過深度は周波数に反比例して浅くなる。
3. 照射される超音波は小さな導子ほど拡散する。
4. ビーム不均等率が高い場合、導子をゆっくり動かす。
5. 温熱効果を目的とする場合には照射時間率 5% を選択する。

午前 41　大腿義足装着者の異常歩行と原因の組合せで正しいのはどれか。

1．過度の腰椎前弯 ――――― 股関節伸展拘縮
2．外転歩行 ――――――――― 股関節屈曲拘縮
3．義足膝の不安定 ――― 股関節伸展筋力低下
4．伸び上がり歩行 ――― 股関節内転筋力低下
5．分回し歩行 ――――――― 股関節内転拘縮

午前 42　軽い運動から激しい運動へと運動強度を徐々に増加させるときの正常な循環応答で正しいのはどれか。

1．運動中の心拍数変化は主に副交感神経活動の亢進によって生じる。
2．運動強度の増加に伴い心筋への血流配分率が大幅に増加する。
3．運動強度が増加しても動脈血酸素含量はほぼ一定である。
4．運動開始から軽い運動中の心拍出量増力は主に心拍数の増加によって生じる。
5．中等度から激しい運動中の一回拍出量は直線的に増加する。

午前 43　腹圧性尿失禁に対する筋力増強練習の対象で最も優先すべき筋群はどれか。

1．腹筋群
2．殿筋群
3．骨盤底筋群
4．脊柱起立筋群
5．股関節外旋筋群

午前 44　小児で Volkmann 拘縮を起こしやすいのはどれか。

1．上腕骨顆上骨折
2．上腕骨外顆骨折
3．上腕骨近位部骨折
4．上腕骨骨幹部骨折
5．上腕骨内側上顆骨折

午前 45　偽関節を生じやすいのはどれか。2つ選べ。

1．手の舟状骨骨折
2．鎖骨骨折
3．肋骨骨折
4．大腿骨頸部骨折
5．踵骨骨折

午前 46　脊髄損傷による対麻痺患者に対して立位・歩行練習を行う目的として誤っているのはどれか。

1．痙縮の減弱
2．褥瘡の予防
3．異常疼痛の抑制
4．骨粗鬆症の予防
5．消化管運動の促進

午前 47　アテトーゼ型脳性麻痺に残存しやすい原始反射はどれか。

1．吸啜反射
2．手掌把握反射
3．陽性支持反射
4．交叉性伸展反射
5．対称性緊張性頸反射

午前 48　閉塞性動脈硬化症で正しいのはどれか。

1．冷感はない。
2．安静時痛はない。
3．しびれ感はない。
4．間欠性跛行は体幹前傾で改善する。
5．好発部位は大腿動脈から膝窩動脈である。

午前 49　廃用症候群で正しいのはどれか。

1．加齢による影響は少ない。
2．二次性サルコペニアを認める。
3．筋萎縮は上肢に強くみられる。
4．進行しても摂食嚥下機能は保たれる。
5．高齢者では高アルブミン血症を認める。

午前 50　身体的フレイルの特徴で正しいのはどれか。

1．疲労感が増す。
2．BMI が増加する。
3．動作が緩慢になる。
4．寝たきり状態である。
5．Barthel Index のスコアが高くなる。

午後1　可動域制限のない患者に図のような肢位をとらせたところ5秒間保持できた。Danielsらの徒手筋力テストにおける段階3以上と推測できる筋はどれか。

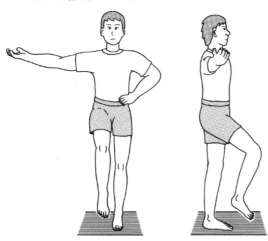

1．左三角筋中部線維
2．右上腕二頭筋
3．左中殿筋
4．右腸腰筋
5．右前脛骨筋

午後2　Danielsらの徒手筋力テストにおける段階4の検査で正しいのはどれか。

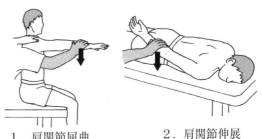

1．肩関節屈曲 　　　　　2．肩関節伸展

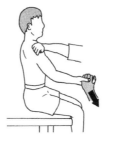 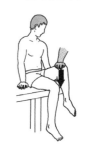

3．肘関節屈曲 　　　　　4．股関節屈曲

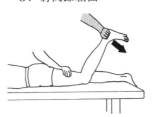

5．膝関節屈曲

➡：検者が抵抗を加える方向

次の文により3、4の問いに答えよ。
　20歳の男性。運動時に膝関節痛を訴える。実施した検査を図に示す。

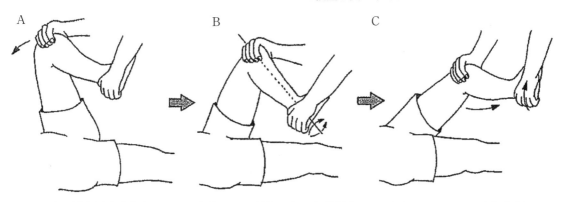

A　膝を最大屈曲位として　　B　内旋または外旋しながら伸展し　　C　疼痛やクリックの有無を調べる

54回

午後3　この検査はどれか。
1．外反ストレステスト
2．前方引き出しテスト
3．内反ストレステスト
4．McMurray テスト
5．Lachman テスト

午後4　この検査で陽性となった。疑うべき病態は
　　　　どれか。
1．外側側副靱帯損傷
2．後十字靱帯損傷
3．前十字靱帯損傷
4．内側側副靱帯損傷
5．半月板損傷

午後5　20 歳の男性。肩関節の疼痛を訴えている。
　　　　図に示した状態から手背を腰部から離すよう
　　　　に指示したところ、離すことができなかった。
　　　　筋力低下が疑われるのはどれか。

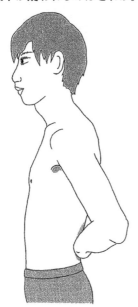

1．棘下筋
2．棘上筋
3．肩甲下筋
4．小円筋
5．上腕二頭筋

午後6　26 歳の男性。20 歳ころから乗り物のつり
　　　　革を握ると放しにくいことを自覚し始め、四
　　　　肢遠位筋優位の筋力低下を自覚するように
　　　　なった。母親にも同様の症状がある。前頭部
　　　　に脱毛があり、側頭筋や咬筋が萎縮し、顔の
　　　　幅が狭く頬がこけた顔貌をしている。認めら
　　　　れる可能性が高いのはどれか。
1．アテトーゼ
2．Gowers 徴候
3．ミオトニア
4．Lhermitte 徴候
5．Romberg 徴候

午後7　人工呼吸器のモニターに示される気道内
　　　　圧と肺気量位を図に示す。理学療法前後で図
　　　　のような変化が見られた場合、呼吸器系に生
　　　　じた変化として考えられるのはどれか。ただ
　　　　し、対象者の自発呼吸はなく、人工呼吸器に
　　　　よる陽圧変化のみにより肺気量位が変化して
　　　　いるものとする。

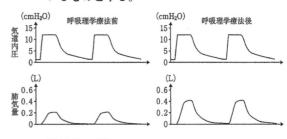

1．肺活量の増加
2．残気量の減少
3．気道抵抗の増加
4．胸郭柔軟性の低下
5．肺コンプライアンスの増加

午後8　75 歳の男性。右利き。脳梗塞による右片
　　　　麻痺。右短下肢装具を装着し四脚杖を使用
　　　　して介助なく 20m までの歩行が可能である。
　　　　食事は左手で普通のスプーンやフォークを使
　　　　用して介助なく可能だが箸は使えない。歩行
　　　　と食事の FIM の点数の組合せで正しいのは
　　　　どれか。
1．歩行 6 点　————　食事 5 点
2．歩行 6 点　————　食事 6 点
3．歩行 5 点　————　食事 6 点
4．歩行 5 点　————　食事 7 点
5．歩行 4 点　————　食事 7 点

午後9　ある薬物を投与する前後の運動開始前・中・後の血圧の変化を示す。この薬物の作用はどれか。

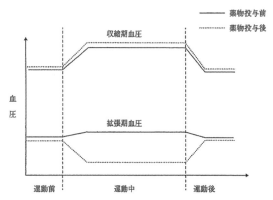

1．副交感神経刺激
2．交感神経 α 受容体刺激
3．交感神経 α 受容体抑制
4．交感神経 β 受容体刺激
5．交感神経 β 受容体抑制

午後10　生後8か月の乳児。運動発達の遅れがあり、療育施設にて理学療法を受けている。図のような姿勢を示す。優先して行う運動はどれか。

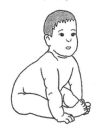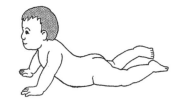

1．寝返り
2．膝立ち
3．四つ這い
4．立ち上がり
5．免荷立位での交互振り出し

次の文により 11、12 の問いに答えよ。
　頸髄損傷者の起き上がり動作を図に示す。

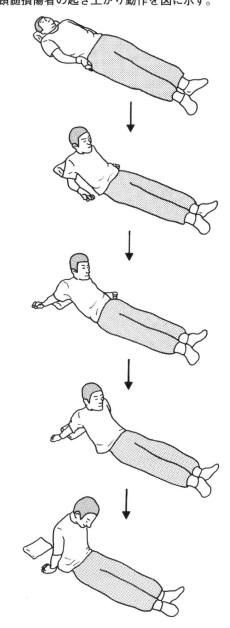

午後11　Zancolli の四肢麻痺上肢機能分類における機能残存レベルはどれか。
1．C5A
2．C5B
3．C6A
4．C6B Ⅱ
5．C7A

午後12 この患者において機能していると推測される筋はどれか。

1. 円回内筋
2. 深指屈筋
3. 上腕三頭筋
4. 長母指伸筋
5. 尺側手根伸筋

午後13 75歳の男性。脳梗塞による左片麻痺。発症後1か月で回復期リハビリテーション病棟に転棟した。平行棒内歩行にて立脚相で図のような状況を呈した。立位歩行練習時の患側への対応で適切でないのはどれか。

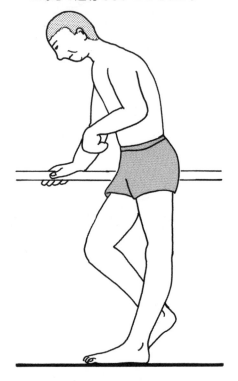

1. 踵部の補高
2. 短下肢装具の使用
3. 膝屈曲位での立位保持練習
4. 前脛骨筋の治療的電気刺激
5. 下腿三頭筋へのタッピング

午後14 40歳の男性。長時間の立位により右下肢の疼痛が生じるようになったため受診し腰椎椎間板ヘルニアと診断された。右の片脚立位で踵の挙上ができなかった。重度の感覚鈍麻が疑われる部位はどれか。

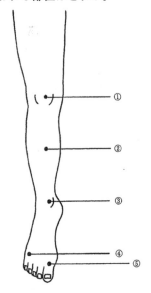

1. ①
2. ②
3. ③
4. ④
5. ⑤

午後15 脊髄損傷患者のトランスファーボードを用いた車椅子からベッドの移乗動作を図に示す。この動作を獲得目標とする機能残存レベルはどれか。

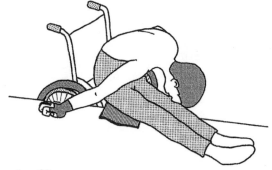

1. C5
2. C6
3. C7
4. C8
5. T1

午後 16　NICU における低出生体重児の腹臥位での姿勢を図に示す。この児に対するポジショニングで適切な肢位はどれか。2つ選べ。

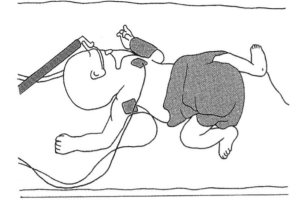

1．頸部伸展位
2．体幹伸展位
3．肩関節内旋位
4．肩甲骨拳上位
5．股関節内転位

午後 17　82 歳の男性。15 年前から動作時の息切れ及び咳や痰の増加がみられ、自宅近くの医療機関にて加療していた。徐々に動作時の呼吸困難感が強くなり、入浴動作で息切れを感じるようになっている。2 年前から在宅酸素療法が開始されている。動脈血ガス分析は PaO_2 65Torr、$PaCO_2$ 47 Torr、HCO_3^- 29.5mEq/L、肺機能検査は、%VC 62%、FEV_1 % 42% であった。吸入薬として長時間作用性 β_2 刺激薬、長時間作用性抗コリン薬が処方されている。本症例に有酸素運動を行う場合の運動強度として最も適切なのはどれか。

1．7METs
2．修正 Borg 指数 7
3．最大仕事量の 75%
4．目標心拍数 130/ 分
5．最大酸素摂取量の 40%

午後 18　60 歳の女性。心不全。運動療法中に心室期外収縮が確認された。このときの心電図を示す。この心室期外収縮について正しいのはどれか。

1．3段脈である。
2．P 波がみられる。
3．Lown の分類 4b である。
4．QRS 幅は 0.12 秒未満である。
5．洞調律よりも早く出現する心室興奮である。

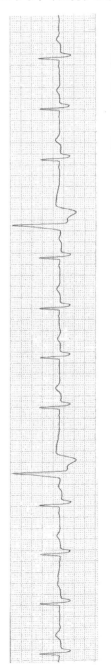

10mm/mV　25mm/s

午後19 70歳の男性。食道がんを内視鏡的に切除した後に放射線治療を行ってから6か月が経過した。今後予測される放射線療法の副作用はどれか。
1．末梢神経障害
2．気道浮腫
3．食欲不振
4．皮膚炎
5．悪 心

午後20 65歳の男性。右利き。突然の意識障害で搬送された。くも膜下出血の診断で、破裂脳動脈瘤のクリッピング手術を施行された。発症後3か月の頭部CTを示す。この患者に出現しやすい症状はどれか。
1．上着の左右を間違えて袖を通す。
2．ジェスチャーの模倣ができない。
3．移動する時に左側の人や物にぶつかりやすい。
4．知っている人なのに声を聞かないとわからない。
5．担当理学療法士に毎日初対面のように挨拶をする。

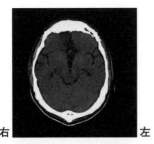
右　　　　　　　左

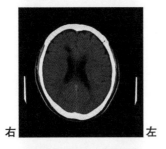
右　　　　　　　左

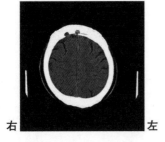
右　　　　　　　左

午後21 最もエビデンスレベルが高いのはどれか。
1．無作為化比較試験
2．コホート研究
3．症例集積研究
4．症例対照研究
5．症例報告

午後22 慢性閉塞性肺疾患の呼吸機能検査の所見で低下がみられるのはどれか。
1．$PaCO_2$
2．残気率
3．全肺気量
4．肺拡散能
5．肺コンプライアンス

午後23 継続的な持久力運動で低下するのはどれか。
1．中性脂肪
2．筋内毛細血管数
3．最大酸素摂取量
4．インスリン感受性
5．筋内ミトコンドリア量

午後24 病的反射と刺激方法の組合わせで正しいのはどれか。2つ選べ。
1．Chaddock反射 ——— 足の内果下方を後ろから前へこする。
2．Gonda反射 ——— 足の第4指をつまみ下方へ引っ張る。
3．Gordon反射 ——— アキレス腱を強くつまむ。
4．Oppenheim反射 —— 脛骨内縁を上方から下方へこすりおろす。
5．Schaeffer反射 ——— 足底面の外縁を踵から上へ向かってこすりあげる。

午後25 身体計測で正しいのはどれか。
1．体重の測定は午後6時ころが望ましい。
2．身長は両足前方を開角せずに測定する。
3．胸囲は安静呼吸の呼気の終わりに測定する。
4．棘果長は上前腸骨棘から外果までの長さを測定する。
5．手長は尺骨茎状突起から第3指先端までの長さを測定する

午後26　Danielsらの徒手筋力テストにおいて座位で筋力3を判定できるのはどれか。

1．大胸筋
2．肩甲下筋
3．上腕三頭筋
4．下腿三頭筋
5．ハムストリングス

午後27　NRS〈numerical rating scale〉で正しいのはどれか。

1．順序尺度である。
2．10段階で評価する。
3．疼痛の性質を評価する。
4．患者間の比較に有効である。
5．幼児の疼痛評価に使用される。

午後28　若年者と比較した高齢者の歩行で正しいのはどれか。

1．歩隔は狭くなる。
2．歩幅は大きくなる。
3．腕の振りは減少する。
4．両脚支持期は短くなる。
5．遊脚相における足尖と床面との距離は大きくなる。

午後29　下腿義足の静的アライメントにおいて、つま先の浮き上がりが観察され、膝折れを起こしそうな不安定感の訴えがあった。ソケットへの対応で適切なのはどれか。

1．外側へ移動させる。
2．後方へ移動させる。
3．内側へ移動させる。
4．初期屈曲角度を減らす。
5．初期内転角度を減らす。

午後30　膝関節内反変形のある変形性膝関節症患者にみられる歩行の特徴はどれか。2つ選べ。

1．立脚相：外側スラスト
2．立脚相：立脚側への体幹傾斜
3．立脚相：立脚肢の反張膝
4．遊脚相：分回し
5．遊脚相：遊脚側の骨盤下制

午後31　関節リウマチにみられる変形と部位の組合わせで適切なのはどれか。

1．スワンネック変形 ——— 環軸椎関節
2．ムチランス変形 ——— 脊　柱
3．ボタン穴変形 ——— 手の母指
4．内反小指変形 ——— 足　部
5．Z変形 ——— 足の母指

午後32　Kienböck病で障害されるのはどれか。

1．月状骨
2．三角骨
3．舟状骨
4．小菱形骨
5．大菱形骨

午後33　断端の成熟度を確認するための断端周径計測で正しいのはどれか。

1．1か所で計測する。
2．下腿切断では最大膨隆部で計測する。
3．下腿切断では背臥位で計測する。
4．大腿切断では坐骨結節を基準に計測点を決める。
5．月に2回計測する。

午後34　発育性股関節形成不全で正しいのはどれか。

1．開排は制限されない。
2．大腿骨頭の前方脱臼が多い。
3．二次的な変形性股関節症にはなりにくい。
4．7歳以上では外転位保持免荷装具を用いる。
5．乳児期ではリーメンビューゲル装具を用いる。

午後35　前頭葉と側頭葉に限局性の大脳皮質の萎縮を認める疾患はどれか。

1．Alzheimer型認知症
2．正常圧水頭症
3．脳血管性認知症
4．Pick病
5．Lewy小体型認知症

午後 36　疼痛の評価に用いられるのはどれか。2つ選べ。
1．face scale
2．MAS
3．SLTA
4．VAS
5．WCST

午後 37　運動療法で正しいのはどれか。
1．自動運動とは重力に抗して行う運動のことである。
2．自動介助運動とは最小重力肢位で行う運動のことである。
3．等尺性運動は等張性運動よりも筋持久力増強効果が大きい。
4．等速制運動では低速運動的の方が高速運動より大きな筋力が発揮できる。
5．重錘を用いた運動では全可動域にわたって筋に加わる負荷が変化しない。

午後 38　虚血性心疾患に対する運動療法の効果について適切なのはどれか。
1．再入院頻度の低下
2．収縮期血圧の上昇
3．血小板擬集能の増加
4．交感神経の緊張亢進
5．HDL コレステロールの低下

午後 39　開放式吸引での気管吸引で正しいのはどれか。
1．1回の吸引時間は 30 秒以上行う。
2．吸引圧は最大 150mmHg である。
3．吸引カテーテルの先端は気管分岐部の先まで挿入する。
4．吸引操作中は $SpO_2$80 ～ 90% を維持する。
5．吸引操作中は吸引カテーテルを上下前後に動かす。

午後 40　全身持久力トレーニング中の自覚的運動強度の指標で最も適切なのはどれか。
1．Karvonen 法
2．修正 Borg 指数
3．Hugh － Jones 分類
4．% 最大酸素摂取量
5．Modified medical research council（mMRC）息切れスケール

午後 41　高次脳機能障害と検査の組合せで正しいのはどれか。
1．失　語 ——— かな拾いテスト
2．注意障害 ——— TMT
3．記憶障害 ——— Kohs 立方体組み合わせ検査
4．遂行機能障害 — BIT
5．半側空間無視 — BADS

午後 42　Perthes 病で正しいのはどれか。2つ選べ。
1．女子に多い。
2．大腿骨頭の阻血性壊死である。
3．発症年齢が高いほど予後が良い。
4．免荷を目的とした装具療法が行われる。
5．片側性に比べ両側性に発症することが多い。

午後 43　左延髄外側症候群で正しいのはどれか。
1．右 Horner 徴候
2．右角膜反射低下
3．右上下肢の運動失調
4．右上下肢の温痛覚障害
5．右上下肢の深部感覚障害

午後 44　多発性筋炎で正しいのはどれか。
1．男性に多い。
2．心筋は障害されない。
3．高い室温では筋力が低下する。
4．四肢の遠位筋優位に障害される。
5．間質性肺炎を合併すると予後が悪い。

午後 45　Down 症候群の子どもの運動発達の特徴で適切なのはどれか。
1．後弓反張
2．はさみ脚歩行
3．スカーフ徴候陰性
4．シャフリング移動
5．緊張性迷路反射亢進

午後46　人工呼吸器管理中に生じる呼吸器合併症
　　　　でみられやすいのはどれか。
　1．胸　水
　2．肺　炎
　3．喘　息
　4．肺線維症
　5．慢性閉塞性肺疾患

午後47　糖尿病の運動療法で正しいのはどれか。
　1．食後すぐに開始する。
　2．運動強度は Borg 指数 17 前後で行う。
　3．インスリン治療中の患者は禁忌である。
　4．尿中ケトン体陽性の場合は有酸素運動を行う。
　5．増殖性網膜症がある場合、強い等尺性収縮は
　　　推奨されない。

午後48　喚語困難と迂言を呈し、発話は流暢で良
　　　　好な理解と復唱を特徴とする失語症はどれ
　　　　か。
　1．健忘失語
　2．伝導失語
　3．Wernicke 失語
　4．超皮質性運動失語
　5．超皮質性感覚失語

午後49　地域包括支援センターへの配置が義務づ
　　　　けられている職種はどれか。
　1．看護師
　2．理学療法士
　3．作業療法士
　4．言語聴覚士
　5．主任介護支援専門員

午後50　介護保険制度における福祉用具貸与で、
　　　　要支援１の者が給付対象となる福祉用具はど
　　　　れか。
　1．Ｔ字杖
　2．手すり
　3．車椅子
　4．特殊寝台
　5．移動用リフト

●●●●●第 55 回 問題●●●●●

午前1　病気Xの有無を調べる検査の感度、特異度、陽性的中率、陰性的中率を表に示す。正しいのはどれか。2つ選べ。

感　度	80 %
特異度	95 %
陽性的中率	85 %
陰性的中率	90 %

1．病気Xに罹患している人で、検査が正しく陽性と判定された確率は85%である。
2．病気Xに罹患していない人で、検査が正しく陰性と判定された確率は95%である。'
3．病気Xを判定する検査が陽性の場合、真に病気Xに罹患している確率は80%である。
4．病気Xを判定する検査が陰性の場合、真に病気Xに罹患している確率は15%である。
5．病気Xを判定する検査が陰性の場合、真に病気Xに罹患していない確率は90%である。

午前2　心電図を示す。この心電図の所見で正しいのはどれか。
1．心房細動
2．洞性徐脈
3．心室性期外収縮
4．心房性期外収縮
5．Ⅰ度房室ブロック

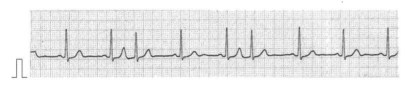

10 mm/mV　25 mm/s

午前3　関節可動域測定法（日本整形外科学会、日本リハビリテーション医学会基準による）における右下肢関節の測定肢位で正しいのはどれか。

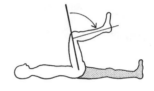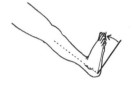

1．股屈曲　　　　　2．股伸展

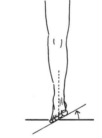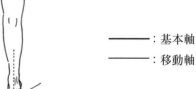

3．膝屈曲　　　　　4．足背屈

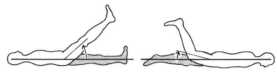

————：基本軸
————：移動軸

5．足部内がえし

午前4　Daniels らの徒手筋力テストによる検査方法を図に示す。正しいのはどれか。

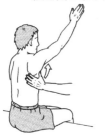 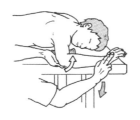

1．前鋸筋の段階3　　2．肩関節外旋筋群の段階4

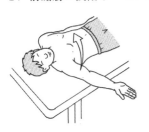 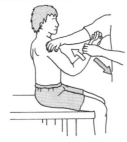

3．大胸筋の段階3　　4．腕橈骨筋の段階4

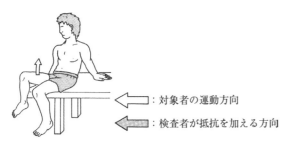

　　　　　　⬅ ：対象者の運動方向

　　　　　　⬅ ：検査者が抵抗を加える方向

5．腸腰筋の段階3

午前5　80 歳の女性。慢性心不全。NYHA 分類 class Ⅲ である。急性憎悪にて入院加療後、退院した。自宅での ADL は、Barthel Index による評価で、食事、移乗、整容、トイレ動作、入浴、着替え、排便、排尿は自立、歩行は歩行器使用にて 45m 以上可能である。階段昇降は部分介助を要する。この患者の Barthel Index の点数はどれか。（複数の選択肢を正解として採点する）

1．75 点
2．80 点
3．85 点
4．90 点
5．95 点

午前6　脳卒中機能評価法〈SIAS〉の麻痺側運動機能テストの様子を図に示す。関節拘縮がない場合、3つのテストの合計点はどれか。

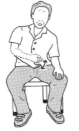 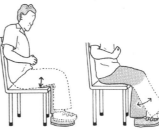

膝・口テスト　　股屈曲テスト　　膝伸展テスト

1．5 点
2．6 点
3．7 点
4．8 点
5．9 点

次の文を読み7、8の問いに答えよ。

　75 歳の男性。身長 170cm、体重 48kg、BMI16.6。約 10 年前から呼吸困難が出現し自宅近くの医院で加療していた。徐々に呼吸困難感が増悪してきており、50m 程度の連続歩行で呼吸困難感のため休息が必要である。動脈血ガス分析 $PaO_2$65Torr、$PaCO_2$48Torr、肺機能検査 %VC81%、FEV_1%31% であった。患者の胸部エックス線写真を示す。

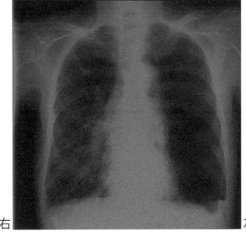

右　　　　　　　　　　　　　　左

午前7　予測されるフローボリューム曲線として
　　　最も適切なのはどれか。

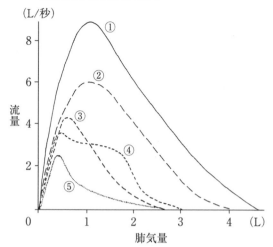

1．①
2．②
3．③
4．④
5．⑤

午前8　この患者の運動療法を中止すべき状態と
　　　して最も適切なのはどれか。

1．SpO₂82%
2．呼吸数22/分
3．心拍数105/分
4．修正Borg指数5
5．収縮期血圧が安静時より20mmHg上昇

午前9　74歳の男性。肺尖部がんによる腕神経叢
　　　への直接浸潤により環指・小指〜前腕中央・
　　　内側にかけて痛覚過敏を訴えている。腕神経
　　　叢への浸潤部分はどれか。

1．C7神経根
2．C8神経根
3．下神経幹
4．外側神経束
5．後神経束

午前10　27歳の男性。脊髄完全損傷（第5胸髄節
　　　まで機能残存）。日常生活は車椅子使用にて
　　　自立している。設計事務所に勤務しており、
　　　長時間のデスクワークを行うことが多い。多
　　　忙のため徐圧を行う機会が少なくなってい
　　　る。この状況が続いた場合、褥瘡が生じる可
　　　能性が最も高い部位はどれか。

1．肩甲部
2．膝窩部
3．仙骨部
4．肘頭部
5．腸骨部

午前11　図のような移動（シャフリング）をする
　　　乳児に促す姿勢や運動で最も適切なのはどれ
　　　か。

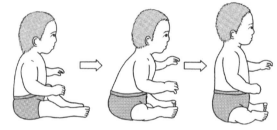

1．椅子座位
2．起き上がり
3．寝返り
4．背臥位
5．腹這い

午前12　66歳の女性。左中大脳動脈領域のアテロー
　　　ム血栓性脳梗塞でBroca失語と重度の右片麻
　　　痺を認める。理学療法実施の際、コミュニケー
　　　ションに対する配慮で正しいのはどれか。

1．使用頻度の低い単語を用いる。
2．出にくい言葉は先回りして言う。
3．できるだけ長い文章で話しかける。
4．意思伝達には易しい漢字を用いる。
5．ジェスチャーは可能な限り用いない。

午前13　60歳の女性。転倒して右肩関節痛を訴え
　　　　た。エックス線写真を示す。まず患部に行う
　　　　べき治療はどれか。

1．ギプス固定
2．極超短波治療
3．三角巾固定
4．髄内釘固定
5．超音波治療

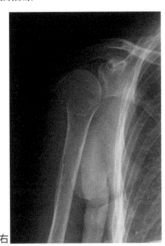

右

午前14　65歳の男性。変形性頸椎症。2年前から
　　　　肩こりがあり、2か月前から頸部伸展時に右
　　　　手の母指にしびれが出現し、右上肢のだるさ
　　　　と脱力感を自覚するようになった。下肢の症
　　　　状やバランス不良はみられない。右上肢にお
　　　　いて筋力低下が最も生じやすいのはどれか。

1．三角筋
2．上腕三頭筋
3．上腕二頭筋
4．尺側手根屈筋
5．長橈側手根伸筋

午前15　75歳の女性。Parkinson病。Hoehn&Yahr
　　　　の重症度分類ステージⅣ。歩行時に小刻み歩
　　　　行、突進現象、すくみ足が出現する。歩行練
　　　　習として適切なのはどれか。

1．速く歩く。
2．広いところで歩く。
3．床に引いた一本線上を歩く。
4．目標地点の手前を注視して歩く。
5．お盆に載せたコップを運びながら歩く。

午前16　60歳の女性。脊髄小脳変性症。四肢体幹
　　　　の運動失調で座位保持が困難であったが、2
　　　　週間の座位保持練習を行い、端座位は上肢で
　　　　支持しなくても保持できるようになった。今
　　　　後行うバランス能力改善の運動療法として最
　　　　も適切なのはどれか。

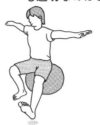
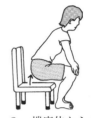

1．セラピーボール上座位　　2．端座位からの
　　で上肢下肢の拳上　　　　　　立ち上がり練習

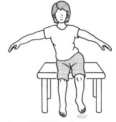
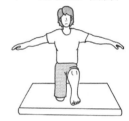

3．端座位での　　　　　　4．片膝立ち位での
　　重心移動練習　　　　　　　上肢拳上

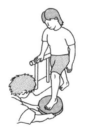

5．立位で不安定板を
　　用いた荷重練習

午前17　55歳の女性。8年前に多発性硬化症と診
　　　　断され、再発や寛解を繰り返し、2回の入院
　　　　歴がある。現在は症状が落ち着いており、訪
　　　　問理学療法で屋外歩行練習が実施されてい
　　　　る。その際、理学療法士は運動強度を軽度か
　　　　ら中等度とし、かつ、外気温の高い時間帯を
　　　　避けて実施するなどに留意している。この理
　　　　由として関係するのはどれか。

1．Barré徴候
2．Horner徴候
3．Lhermitte徴候
4．Tinel徴候
5．Uhthoff徴候

105

午前18 32歳の女性。2週前に上気道炎を発症し、5日前から四肢末端の異常感覚を自覚した。その後、徐々に四肢の脱力を認めた。Guillain-Barré症候群と診断され、直ちにγ－グロブリン大量静注療法を開始した。入院時の四肢筋力はMMTで段階4であったが、入院2日後には顔面筋麻痺と構音・嚥下障害が出現し、翌日には痰が多く呼吸困難が出現したため、気管挿管され人工呼吸器管理となった。四肢筋力は近位筋で段階1、その他は段階2～3に低下している。現時点で優先される治療はどれか。

1．機能的電気刺激
2．筋力増強運動
3．座位練習
4．自発呼吸練習
5．排痰練習

午前19 8歳の女児。顕在性二分脊椎。Sharrardの分類はⅣ群である。歩行練習の実施方法で適切なのはどれか。

1．靴型装具を使用する。
2．長下肢装具を使用する。
3．短下肢装具とロフストランド杖を併用する。
4．長下肢装具とロフストランド杖を併用する。
5．骨盤帯付き長下肢装具とPCW〈postural control walker〉を併用する。

午前20 85歳の女性。自宅仏壇のろうそくの火が右袖に引火し、右前腕から前胸部および顔面にⅢ度5％とⅡ度15％の熱傷および気道熱傷を受傷した。受傷翌日に前胸部から右前腕前面にかけて植皮術を実施した。術後早期から開始する理学療法として正しいのはどれか。

1．squeezingによる排痰を実施する。
2．前腕は最大回内位に保持する。
3．肩関節は外転位に保持する。
4．筋力増強運動は禁止する。
5．起立歩行は禁止する。

午前21 臨床研究を実施する上で適切でないのはどれか。

1．研究対象はポスターを用いて募集した。
2．研究の内容について対象者に書面を見せながら口頭で説明した。
3．データ処理を匿名化で行った。
4．得られたデータはパソコンの共有フォルダで保管した。
5．対象者からの研究の同意への撤回請求に応じた。

午前22 ICFの評価点とその内容の組合せで正しいのはどれか。

1．活動と参加の能力の評価点－促進あるいは阻害する程度
2．環境因子の第一評価点－個人の遂行能力
3．身体構造の第一評価点－機能障害の程度や大きさ
4．身体構造の第二評価点－各身体部位における変化の性質
5．心身機能の第一評価点－構造障害の程度や大きさ

午前23 インシデントレポート収集の目的で正しいのはどれか。

1．責任者を処罰する。
2．監督官庁に報告する。
3．医療事故発生防止策を検討する。
4．施設管理者が解決策を検討する。
5．当事者間でインシデントの原因を検討する。

午前24 肺音で正しいのはどれか。

1．気管呼吸音は吸気より呼気の方が大きい。
2．気管支呼吸音は吸気のみに聴取される。
3．笛音(wheezes)は吸気初期に聴取されやすい。
4．捻髪音（fine crackles）は呼気に聴取されやすい。
5．肺胞呼吸音は呼気終末に強くなる。

午前25　健常成人の血圧に関して正しいのはどれ
　　　　か。2つ選べ。
　1．背臥位では立位に比べて脈圧が小さい。
　2．足関節上腕血圧比の基準値は1.5〜2.0である。
　3．上腕部では足部と比べて収縮期血圧が低くなる。
　4．座位での測定はマンシェットを心臓の高さに
　　　合わせる。
　5．Korotkoff 音が聞こえなくなった時点での圧
　　　を収縮期血圧とする。

午前26　関節可動域測定法（日本整形外科学会、
　　　　日本リハビリテーション医学会基準による）
　　　　における股関節の参考可動域角度で正しいの
　　　　はどれか。
　1．外　旋：20°
　2．外　転：20°
　3．屈　曲：110°
　4．伸　展：15°
　5．内　旋：20°

午前27　「歯を磨くまねをしてください」という口
　　　　頭命令ではうまくできないが、自発的には歯
　　　　磨きができる状態はどれか。
　1．観念失行
　2．拮抗失行
　3．構成失行
　4．観念運動失行
　5．肢節運動失行

午前28　歩行周期と筋活動パターンの関係を図に
　　　　示す。このグラフが示す特徴をもつ筋はどれ
　　　　か。

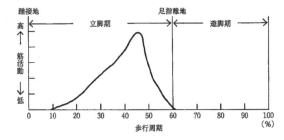

　1．大殿筋
　2．中殿筋
　3．大腿四頭筋
　4．ハムストリングス
　5．下腿三頭筋

午前29　義足の遊脚相において下腿部の振り出し
　　　　速度を制御する膝継手はどれか。
　1．固定膝
　2．可変摩擦膝
　3．荷重ブレーキ膝
　4．バウンシング機構付き
　5．イールディング機構付き

午前30　胸腰仙椎装具で正しいのはどれか。
　1．後方支柱は棘突起の直上に位置させる。
　2．骨盤帯の位置は大転子と腸骨稜の間である。
　3．側方支柱は骨盤帯と肩甲間バンドを結合する。
　4．胸椎バンドの位置は肩甲骨の下 1/3 の高さで
　　　ある。
　5．腹部前当ての上縁の位置は剣状突起の高さで
　　　ある。

午前31　変形性膝関節症で正しいのはどれか。2
　　　　つ選べ。
　1．二次性が多い。
　2．男性に好発する。
　3．外反変形を生じやすい
　4．運動開始時に疼痛がある。
　5．大腿四頭筋の萎縮を認める。

午前32　Froment 徴候が陽性のとき、麻痺を疑う
　　　　べき神経はどれか。
　1．肩甲背神経
　2．尺骨神経
　3．正中神経
　4．長胸神経
　5．橈骨神経

午前33　肩関節の関節可動域が屈曲100°、伸展
　　　　10°、外転60°、外旋5°、内旋45°の肩関節
　　　　周囲炎患者で障害されやすい動作はどれか。
　1．洗顔動作
　2．結髪動作
　3．靴下の着脱
　4．爪切り動作
　5．歯磨き動作

55
回

午前 34 中脳（水平断）を図に示す。Parkinson 病の病変部位はどれか。

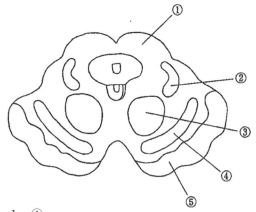

1. ①
2. ②
3. ③
4. ④
5. ⑤

午前 35 筋委縮性側索硬化症で下位運動ニューロン障害の徴候はどれか。

1. 痙縮
2. 仮性球麻痺
3. 線維束性収縮
4. 腹壁反射消失
5. アキレス腱反射亢進

午前 36 6分間歩行テストで正しいのはどれか。2つ選べ。

1. 自覚症状の変化を記録する。
2. 被験者の斜め前方に並んで歩く。
3. 6分間の総歩行距離で評価する。
4. 被験者に残りの時間を伝えることはできない。
5. 被験者が途中で立ち止まった場合にはテストを中止する。

午前 37 関節可動域運動で正しいのはどれか。

1. 筋収縮を伴ってはならない。
2. 意識障害がある場合は行わない。
3. 運動麻痺の改善を目的として行う。
4. 拘縮の予防・改善を目的として行う。
5. 深部感覚障害がある場合は行わない。

午前 38 筋力増強運動として求心性収縮を用いた抵抗運動を行う際、対象筋と運動方向の組合せで正しいのはどれか。

1. ハムストリングス－膝関節屈曲 90°位での股関節伸展
2. 上腕二頭筋－肘関節伸展 0°位かつ前腕回外位での肩関節伸展
3. 上腕三頭筋－肘関節屈曲 90°位での肩関節水平内転
4. 前脛骨筋－足外がえし位での足関節背屈
5. 中殿筋－股関節伸展 0°位での股関節外転

午前 39 神経筋再教育で正しいのはどれか。

1. 随意運動を促通する。
2. 神経断裂に適応される。
3. 自動介助運動は用いない。
4. 関節障害には適応されない。
5. 意識レベルが JCS Ⅲ－200 にも適応される。

午前 40 寒冷療法の作用で正しいのはどれか。

1. 滑液粘性の低下
2. 疼痛閾値の低下
3. 神経伝導速度の増加
4. 筋紡錘の感受性の減弱
5. 毛細血管透過性の亢進

午前 41 外側ストラップ付き金属支柱付き短下肢装具の使用が最も適切なのはどれか。

1. 歩行中の膝折れ
2. 足クローヌス
3. 深部感覚障害
4. 内反尖足
5. 外反膝

午前 42 慢性心不全患者に対する運動療法の効果で正しいのはどれか。2つ選べ。

1. BNP の増加
2. QOL の改善
3. 運動耐容能の向上
4. 左室駆出率の低下
5. 交感神経活性の亢進

午前 43 慢性腰痛に対する認知行動療法で誤っているのはどれか。

1. 痛みの有無を頻回に確認する。
2. 腰痛の不安を解消する映像を見せる。
3. 腰を反らしても痛まない体験を繰り返させる。
4. 痛みがあっても行える活動があることを認識させる。
5. 適切な身体活動は痛みを増悪させないことを説明する。

午前 44 外反肘をきたしやすいのはどれか。

1. 尺骨肘頭骨折
2. 上腕骨外顆骨折
3. 上腕骨顆上骨折
4. 上腕骨内側上顆骨折
5. 橈骨小頭骨折

午前 45 脳卒中後の左片麻痺患者に対する ADL 練習として正しいのはどれか。

1. 上衣を右上肢から着衣する。
2. 浴槽に右下肢からまたいで入る。
3. 階段を上るときに左下肢を先に出す。
4. 階段を下りるときに右下肢を先に出す。
5. 車椅子からベッドに移乗するときに左半身をベッドに寄せる。

午前 46 多発性筋炎の回復初期における理学療法で正しいのはどれか。

1. 運動負荷量は血小板数を目安に設定する。
2. 筋力トレーニングは四肢の遠位筋を中心に行う。
3. 間質性肺炎の合併に注意してプログラムを進める。
4. 手指の冷感に対して手部および手指へのホットパックを行う。
5. 筋痛があれば抵抗を減らし、時間を延長して筋力トレーニングを継続する。

午前 47 Down 症候群の児に対して乳児期に行う理学療法で適切なのはどれか。

1. 腹筋群の収縮を促す。
2. 不随意運動を抑制する。
3. 背這いを移動手段とする。
4. 緊張性迷路反射を促通する。
5. 定頸後すぐに立位姿勢を経験させる。

午前 48 廃用症候群の症状と予防法の組合せで誤っているのはどれか。

1. 起立性低血圧 ── 離　床
2. 筋力低下 ─── 神経筋電気刺激
3. 骨萎縮 ─── 機能的電気刺激
4. 褥　瘡 ─── 体位変換
5. 深部静脈血栓 ── 弾性ストッキング

午前 49 ノーマライゼーションで正しいのはどれか。

1. 障害者の隔離
2. 心身機能の正常化
3. 身体構造の正常化
4. 障害により受ける差別の解消
5. 大規模施設（コロニー）への入所推進

午前 50 介護保険法で貸与の対象とならないのはどれか。

1. 車椅子
2. 歩行器
3. スロープ
4. 体位変換器
5. ポータブルトイレ

午後 1 小児を裸足で方眼紙の上を歩行させた図を示す。重複歩距離はどれか。

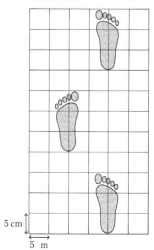

5 cm
5 m

1. 10 cm
2. 20 cm
3. 35 cm
4. 40 cm
5. 55 cm

午後2　関節可動域測定法（日本整形外科学会、日本リハビリテーション医学会基準による）で、正しいのはどれか。

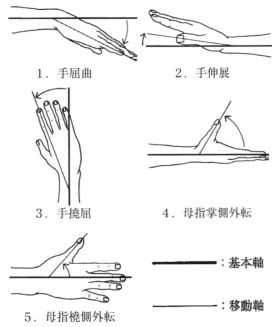

1．手屈曲　　　　2．手伸展
3．手撓屈　　　　4．母指掌側外転

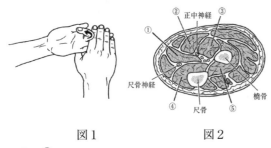

5．母指撓側外転

━━━━━：基本軸
──────：移動軸

午後3　Daniels らの徒手筋力テストによる検査方法を図1に、前腕中央部の断面図を図2に示す。図1の方法で段階3を判定できる筋は図2のどれか。

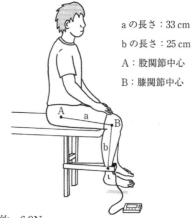

図1　　　　　図2

1．①
2．②
3．③
4．④
5．⑤

午後4　図に示す方法で筋力測定器を用いて膝関節伸展等尺性筋力を測定したところ、測定値は 28kgf であった。膝関節伸展トルクはどれか。

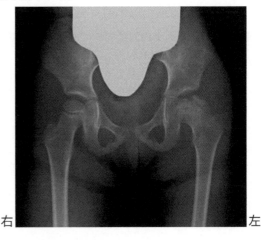

a の長さ：33 cm
b の長さ：25 cm
A：股関節中心
B：膝関節中心

1．約　6.9Nm
2．約 17.2Nm
3．約 34.5Nm
4．約 51.8Nm
5．約 68.6Nm

次の文を読み5、6の問いに答えよ。
　5歳の女児。左股関節痛を訴えている。エックス線写真を示す。

右　　　　　　　　　　　　　　　　左

午後5　疑うべき疾患はどれか。
1．大腿骨頭壊死症
2．大腿骨頭すべり症
3．単純性股関節炎
4．発育性股関節形成不全
5．Perthes 病

午後6　この疾患について正しいのはどれか。
1．外傷が原因である。
2．可動域制限は生じない。
3．感染症が原因である。
4．男児に多い。
5．二次性変形性股関節症になりにくい。

午後7　8か月の男児。脳性麻痺による痙直型四肢麻痺。腹臥位で図のような姿勢を示す。影響しているのはどれか。

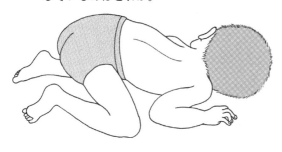

1．緊張性迷路反射
2．屈筋逃避反射
3．非対称性緊張性頸反射
4．Moro 反射
5．Landau 反射

午後8　検査用紙を図に示す。1から25までの数字を1から順にできるだけ速く線を引いてつなぐのに要する時間を測定する検査はどれか。

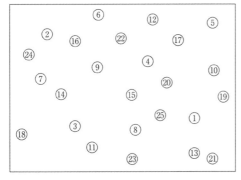

1．BADS
2．BIT
3．CAT
4．Stroop test
5．TMT－A

午後9　70歳の男性。脳梗塞による右片麻痺。Brunnstrom 法ステージ上肢Ⅲ、下肢Ⅳ。座位にて、肘関節伸展位で肩関節90°屈曲運動を指示したところ、屈曲共同運動パターンがみられた。この患者で促通すべき筋はどれか。
1．棘下筋
2．広背筋
3．大菱形筋
4．上腕二頭筋
5．上腕三頭筋

午後10　牽引の場面を図に示す。直達牽引法はどれか。

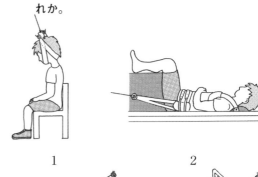

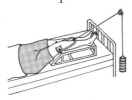

1

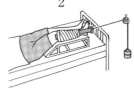

2

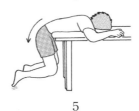

3　　　　　4

5

午後11 70歳の男性。自転車エルゴメーターを用い負荷強度 30 Watts から 50 Watts の 5 種類の一定負荷を行わせた時の心拍数変化を図に示す。この例に全身持久力トレーニングで運動強度を嫌気性代謝閾値〈AT〉に設定する場合、最も適切な負荷強度（Watts）はどれか。

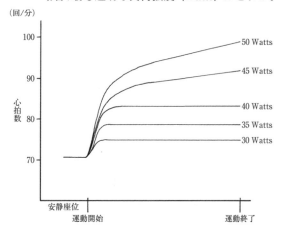

（回/分）

心拍数

100

90

80

70

50 Watts
45 Watts
40 Watts
35 Watts
30 Watts

安静座位
運動開始
運動終了

1．30
2．35
3．40
4．45
5．50

午後12 62歳の女性。約半年前から歩行中にふらつき、しゃべりにくいことに気付いていたが、最近これらの症状が悪化してきた。その他、四肢協調運動障害、頭部 CT で小脳および脳幹萎縮を指摘されている。この症例の評価指標として適切でないのはどれか。

1．FBS
2．踵膝試験
3．鼻指鼻試験
4．FMA〈Fugl–Meyer assessment〉
5．SARA〈scale for the assessment and rating test〉

午後13 8歳の男児。脳性麻痺による痙直型両麻痺。GMFCS レベルⅢであり、床上はバニーホッピングで移動している。学校内の移動は車椅子駆動で自立している。車椅子の設定で正しいのはどれか。

1．ヘッドサポートをつける。
2．座面高は標準より高くする。
3．背もたれの高さは肩までとする。
4．背もたれはリクライニング式にする。
5．フットサポートはスイングアウト式にする。

午後14 関節リウマチ（Steinbrocker のステージⅢ、クラス 3）の ADL 指導で正しいのはどれか。

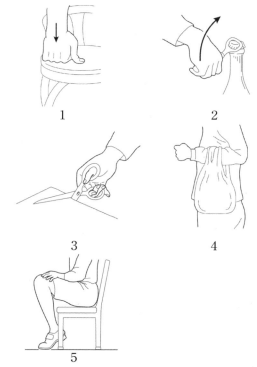

1

2

3

4

5

午後15 46歳の女性。BMI は 29.0 である。両側の変形性股関節症で、股関節周囲の筋力低下と荷重時の股関節痛がある。理学療法で適切でないのはどれか。

1．杖を用いた歩行練習
2．水中歩行による有酸素運動
3．背臥位での下肢筋のストレッチ
4．階段昇降による筋力増強トレーニング
5．自転車エルゴメーターでの筋持久性トレーニング

午後16 83歳の女性。転倒して右股関節痛を訴えた。エックス線写真を示す。疑うべき疾患はどれか。

1．股関節脱臼
2．大腿骨近位部骨折
3．恥骨結合離開
4．恥骨骨折
5．腸骨骨折

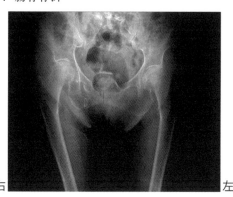

右　　　　　　　　　左

午後17 69歳の男性。脳梗塞による右片麻痺。発症から4週が経過。Brunnstrom法ステージは上肢Ⅱ、手指Ⅱ、下肢Ⅲ。移乗とトイレ動作は手すりを使用して自立、車椅子駆動は自立している。歩行は短下肢装具とT字杖を使用して軽介助が必要であり、病棟では車椅子で移動している。病室を図に示す。この患者に適切なのはどれか。

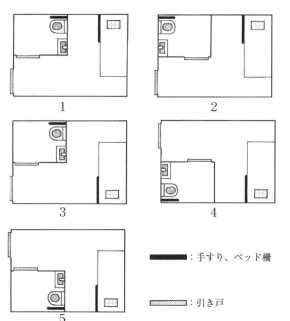

1
2
3
4

▬▬▬：手すり、ベッド柵

▨▨▨：引き戸

5

午後18 17歳の男子。頸髄損傷。プールに飛び込んだ際に、頭部を底に打ちつけて受傷した。受傷8週後のMMT結果を表に示す。機能残存レベルはどれか。

	右	左
三角筋	4	4
上腕二頭筋	4	4
上腕三頭筋	2	2
橈側手根屈筋	1	2
長橈側手根伸筋	4	5
指伸筋	0	0

1．C4
2．C5
3．C6
4．C7
5．C8

午後19 66歳の男性。意識障害で右上肢を下に腹臥位で体動困難となっているところを発見された。両膝、右手首、右肘および右前胸部に多発褥瘡を認め、脱水症を伴うことから発症後数日が経過していると考えられた。保存的加療とともに理学療法が開始され、徐々に意識障害が改善すると、入院後1か月で訓練中に右手のしびれを訴え、図のような手を呈した。この患者の右手に適応となるのはどれか。

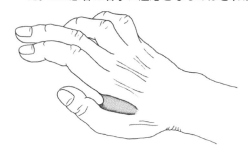

1．BFO
2．虫様筋カフ
3．短対立装具
4．手関節駆動式把持装具
5．コックアップ・スプリント

午後20 75歳男性。脳挫傷。飲酒しトイレで倒れ
ていた。頭部 CT を示す。明らかな運動麻痺
はなく、反復唾液嚥下テスト〈RSST〉は 5
回 /30 秒である。改訂水飲みテスト〈MWST〉
や食物テストでは嚥下後の呼吸は良好でむせ
もない。義歯を使用すれば咀嚼可能であるが、
実際の食事場面では自分で食物を口に運ぼう
としない。この患者の摂食嚥下で障害され
ているのはどれか。
1. 先行期
2. 準備期
3. 口腔期
4. 咽頭期
5. 食道期

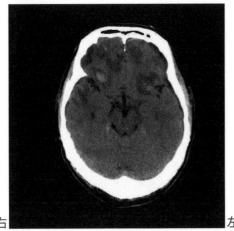

右　　　　　　　　　　　　　　　左

午後21 対応のない正規分布を示す連続変数の 2
群間の差を検定するときに用いるのはどれ
か。
1. Fisher の正確確率検定
2. Kruskal–Wallis 検定
3. long–rank 検定
4. 相関分析
5. Student の t 検定

午後22 チーム医療において理学療法士が行わな
いのはどれか。
1. チームのリーダーを務める。
2. 要介護認定申請の意見書を作成する。
3. 栄養指導について管理栄養士に相談する。
4. 人工呼吸器の設定について医師に相談する。
5. 福祉用具の貸与についてソーシャルワーカー
に相談する。

午後23 四肢長と測定部位の組合せで正しいのは
どれか。
1. 棘果長 ── 上前腸骨棘の最下端から内果の
最下端まで
2. 手　長 ── 橈骨茎状突起の最下端から中指
の先端まで
3. 上腕長 ── 肩峰の最前端から肘頭の最突出
点まで
4. 前腕長 ── 肘頭の最上端から尺骨茎状突起
の最下端まで
5. 転子果長 ─ 小転子の最上端から外果の外側
突出点まで

午後24 除細動が必要となる可能性が高い不整脈
はどれか。
1. Ⅰ度房室ブロック
2. 心室頻拍
3. 単発の上室期外収縮
4. 慢性心房細動
5. 連続しない心室期外収縮

午後25 腱反射が亢進する疾患はどれか。
1. 多発性筋炎
2. 多発性硬化症
3. Guillain–Barré 症候群
4. 尿毒症性ニューロパチー
5. Duchenne 型筋ジストロフィー

午後26 Daniels らの徒手筋力テストで、検査す
る筋の段階と開始肢位の組合せで正しいのは
どれか。
1. 菱形筋群の段階 4 ───── 肘関節伸展位
2. 上腕三頭筋の段階 4 ── 肩関節屈曲位
3. 大殿筋の段階 3 ───── 膝関節伸展位
4. 大腿四頭筋の段階 2 ── 股関節屈曲位
5. 後脛骨筋の段階 2 ───── 足関節底屈位

午後27 Timed Up and Go Test〈TUG〉で正し
いのはどれか。2つ選べ。
1. 開始肢位は立位である。
2. 6 m 先に目印を設置する。
3. 歩行補助具の使用を禁止する。
4. バランス機能の評価方法である。
5. 動作開始から背もたれ座位までの時間を測定
する。

午後28　改訂日本版デンバー式発達スクリーニング検査〈JDDST−R〉で8か月児が通過率75％以上で可能なのはどれか。2つ選べ。（採点除外）

1．寝返り
2．1人で座る
3．5秒以上座れる
4．つかまって立ち上がる
5．5秒以上つかまり立ちできる

午後29　遂行機能障害の診断に用いる検査はどれか。

1．WCST
2．WAIS−Ⅲ
3．図形模写
4．Rey の複雑図形検査
5．PASAT〈paced auditory serial addition test〉

午後30　下肢の異常と金属支柱付き短下肢装具の足継手の設定との組合せで正しいのはどれか。

1．尖　足 ——————— 前方制動
2．反張膝 ——————— 遊　動
3．立脚時の膝折れ ——— 前方制動
4．下腿三頭筋の痙縮 —— 遊　動
5．前脛骨筋の弛緩性麻痺 —— 遊　動

午後31　Bennett 骨折を生じるのはどれか。

1．月状骨
2．尺　骨
3．舟状骨
4．第1中手骨
5．橈　骨

午後32　Spurling テストが陽性のとき、疑うべき疾患はどれか。

1．環軸関節回旋位固定
2．頸椎症性神経根症
3．腰椎椎間板ヘルニア
4．腰椎分離症
5．腰部脊柱管狭窄症

午後33　Brunnstrom 法ステージの検査において、ステージと可能な随意運動の組合せで正しいのはどれか。

1．手指Ⅲ — 座位で不十分な全指伸展
2．上肢Ⅲ — 座位で肩関節内転・肘関節伸展・前腕回内
3．下肢Ⅲ — 座位で膝関節屈曲位で踵を床につけたまま足関節背屈
4．下肢Ⅳ — 立位で股関節伸展位での膝関節屈曲
5．下肢Ⅴ — 立位で股関節外転

午後34　多系統萎縮症に含まれるのはどれか。2つ選べ。

1．Shy−Drager 症候群
2．進行性核上性麻痺
3．Friedreich 失調症
4．大脳皮質基底核変性症
5．オリーブ橋小脳萎縮症

午後35　ミオパチーの原因となるのはどれか。

1．一酸化炭素中毒
2．甲状腺中毒
3．水銀中毒
4．鉛中毒
5．ヒ素中毒

午後36　成人期に発症するポリオ後症候群のHalstead らの診断基準にないのはどれか。

1．感覚障害
2．関節痛
3．筋萎縮
4．筋肉痛
5．疲　労

午後37　糖尿病患者において低血糖発作時にみられる症状はどれか。

1．嘔　吐
2．胸　痛
3．口　渇
4．発　汗
5．腹　痛

午後38 他の筋への影響を最小限にして伸張運動を行う場合、伸張筋と運動方向の組合せで適切なのはどれか。

1. 薄　筋 ――――― 股関節伸展位、膝関節屈曲位で股関節外転
2. 中間広筋 ――― 股関節伸展位・内外旋中間位で膝関節屈曲
3. ヒラメ筋 ――― 膝関節伸展位、足部内外反中間位で足関節背屈
4. 三角筋前部 ―― 肩関節内外旋中間位、肘関節伸展位で肩関節伸展
5. 長橈側手根伸筋 ― 肘関節伸展位、前腕回内位、手関節尺屈位で掌屈

午後39 ランプ負荷法を用いて軽い負荷強度から最大運動強度まで運動強度を漸増した場合、運動強度に比例して直線的に増加するのはどれか。

1. 呼吸数
2. 酸素摂取量
3. 分時換気量
4. 1回心拍出量
5. 二酸化炭素排泄量

午後40 PTB式免荷装具の除圧部位はどれか。2つ選べ。

1. 脛骨内側面
2. 脛骨粗面
3. 膝蓋靱帯
4. 前脛骨筋部
5. 腓骨頭

午後41 筋力増強運動について正しいのはどれか。

1. 等尺性筋力増強運動では1回あたり20〜30秒間以上の収縮が必要である。
2. 筋力を維持するためには最大筋力の70〜80%以上の抵抗が必要である。
3. 目的としていない筋に代償運動が起こる方がよい。
4. 等速性筋力増強運動では重錘ベルトを使用する。
5. 等尺性筋収縮では血圧上昇に留意する。

午後42 骨折により骨壊死を起こしやすいのはどれか。

1. 距　骨
2. 踵　骨
3. 中間楔状骨
4. 内側楔状骨
5. 立方骨

午後43 腰椎変性すべり症で歩行中に殿部から下肢にかけて疼痛が出現したときの対応で正しいのはどれか。

1. しゃがみこむ。
2. 速度を速めて歩き続ける。
3. 速度を遅くして歩き続ける。
4. 立ち止まって体幹を伸展する。
5. 立ち止まって体幹を左右に回旋する。

午後44 急性期脳血管障害に対して、積極的に離床を行ってもよいのはどの場合か。

1. JCS3桁
2. 重度な運動麻痺
3. 神経症状の増悪
4. 収縮期血圧220 mmHg
5. 重篤な全身性合併症

午後45 頸髄損傷の呼吸障害で正しいのはどれか。

1. 肺活量は低下する。
2. 咳の強さは変わらない。
3. 予備吸気量は増加する。
4. 予備呼気量は変わらない。
5. 閉塞性換気障害が生じやすい。

午後46 8歳の脳性麻痺児が階段昇降時に手すりを必要とし、長距離の歩行や狭い場所を歩くときに介助が必要な場合、GMFCS−Expanded and Revised 〈E&R〉 のレベルはどれか。

1. レベル I
2. レベル II
3. レベル III
4. レベル IV
5. レベル V

午後47　人工呼吸器装着患者の理学療法で適切で
　　　　ないのはどれか。
1．離床はベッドアップ60°までとする。
2．体位変換を行い気道内分泌物の移動を促す。
3．気管内吸引時は陰圧をかけずに吸引カテーテ
　　ルを挿入する。
4．気管内吸引に使用するカテーテルは滅菌した
　　ものを使用する。
5．会話が不可能なため患者が自分のニーズを伝
　　えられるように援助する。

午後48　歩行（80m/分）に相当する運動強度に
　　　　最も近いのはどれか。
1．1.5 METs
2．3.5 METs
3．5.0 METs
4．6.0 METs
5．7.0 METs

午後49　障害者総合支援法に基づくサービスのう
　　　　ち、介護給付にあたるのはどれか。
1．補装具
2．相談支援
3．自立生活援助
4．グループホーム
5．ホームヘルプサービス

午後50　訪問リハビリテーションで正しいのはど
　　　　れか。
1．日常生活の自立支援を目的とする。
2．通所介護(デイサービス)との併用はできない。
3．事業所には理学療法士を配置しなければなら
　　ない。
4．通所リハビリテーションよりも優先的に利用
　　される。
5．事業所にはリハビリテーションを実施するス
　　ペースが必要である。

第 56 回 問題

午前1 75歳の女性。誤嚥性肺炎。喀痰培養で
　　MRSA を検出した。マスク、手袋、ガウンを
　　装着し病棟個室で肺理学療法を開始した。感
　　染予防について正しいのはどれか。

1．N95マスクを装着する。
2．個室のドアは開放してはならない。
3．ガウンは退室時病室内で脱いで廃棄する。
4．退室時手袋を装着したままドアノブに触れて
　　開ける。
5．手袋を装着していれば手指消毒は不要である。

午前2 心電図を示す。心室性期外収縮はどれか。

1．①
2．②
3．③
4．④
5．⑤

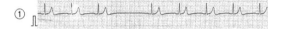
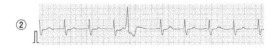

10 mm/mV　25 mm/s

午前3 関節可動域測定法（日本整形外科学会、日
　　本リハビリテーション医学会基準による）の
　　基本軸と移動軸で正しいのはどれか。2つ選
　　べ。

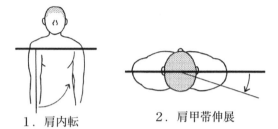

1．肩内転　　　　　2．肩甲帯伸展

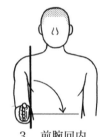
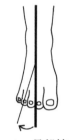

3．前腕回内　　　　4．足部外転

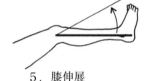

　　　　　　　　　　━━━：基本軸
　　　　　　　　　　─── ：移動軸

5．膝伸展

午前4　Danielsらの徒手筋力テストによる左股関節の検査方法を図に示す。正しいのはどれか。2つ選べ。（採点除外）

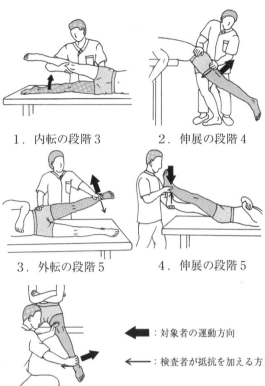

1．内転の段階3
2．伸展の段階4
3．外転の段階5
4．伸展の段階5

◀━━━ ：対象者の運動方向
◀━━ ：検査者が抵抗を加える方向

5．内旋の段階5

午前5　正中神経麻痺による猿手変形に対する上肢装具はどれか。

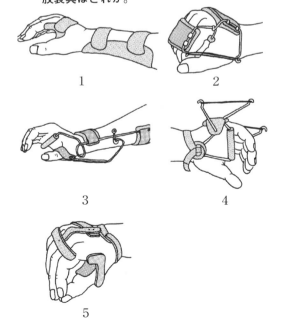

1
2
3
4
5

午前6　75歳の男性。肺がん根治術後。退院時の全身持久性の評価として適切なのはどれか。

1．片脚立位時間
2．6分間歩行テスト
3．10 m 最大歩行速度
4．five times sit to stand test
5．Timed Up and Go Test〈TUG〉

午前7　78歳の女性。自宅玄関で転倒してから起立歩行不能となり救急搬送された。来院時の単純エックス線画像を示す。最も考えられるのはどれか。

1．股関節脱臼
2．大腿骨頸部骨折
3．大腿骨骨頭骨折
4．大腿骨転子下骨折
5．大腿骨転子部骨折

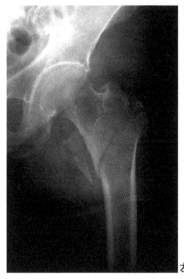

午前8　6歳の男児。潜在性二分脊椎。足部の変形を図に示す。MMTを行ったところ、大腿四頭筋の筋力は5、内側ハムストリングスは3、前脛骨筋は3、後脛骨筋は2であった。Sharrardの分類による障害レベルはどれか。

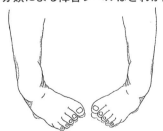

1．Ⅰ群
2．Ⅱ群
3．Ⅲ群
4．Ⅳ群
5．Ⅴ群

午前9 75歳の女性。16年前に左上肢の安静時振戦が出現し、その後左下肢にも認められ動作緩慢となった。近医脳神経内科を受診しParkinson病と診断されL-dopaの内服治療が開始された。開始当初はL-dopaの効果を認めたが、パーキンソニズムの増悪に伴い徐々にL-dopaを増量された。最近L-dopa服用後30分程度で突然動けなくなり、1日の中で突然の無動を何度も繰り返すという。この現象はどれか。

1．wearing-off 現象
2．Westphal 現象
3．pusher 現象
4．on-off 現象
5．frozen 現象

午前10 52歳の女性。廃用による身体機能の全般的な低下によりバランス能力低下があり、バランス能力の改善を目的とした運動療法を行っている。開始当初、立位保持も困難であったが、現在は立位で物的な介助がなくても左右前後の重心移動が可能となってきている。歩行は平行棒内で両手を支持して軽介助である。次に行うバランス練習としても最も適切なのはどれか。

1．杖歩行練習
2．上肢支持なしのタンデム歩行練習
3．上肢支持なしの立位で外乱を加える練習
4．片側上肢を支持した立位で下肢のステップ練習
5．両上肢でボールを保持しながら立位重心移動練習

午前11 健常成人に対して自転車エルゴメーターを用いて10 Wattsから開始し、1分間に15 Watts増加させるランプ負荷法で自覚的最大運動強度まで運動負荷を行った。その際の呼吸循環代謝指標の変化を図に示す。縦軸は一回拍出量、横軸は時間経過を示す。一回拍出量の変化を示すのはどれか。

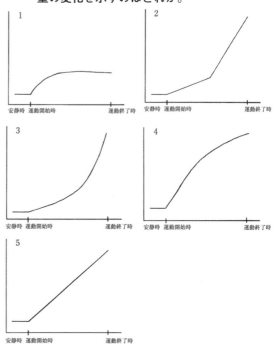

午前12 図に示す方法で股関節に30 Nmの外転トルクを生じさせる等尺性筋力増強運動を行った。作用点Bの力として正しいのはどれか。

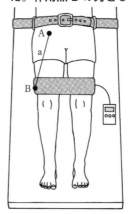

A：股関節中心
B：作用点
a：A-Bの長さ30 cm

1．5.1 kgf
2．10.2 kgf
3．15.3 kgf
4．20.4 kgf
5．25.5 kgf

午前 13　歩行パターンを図に示す。筋力低下を生じている筋はどれか。

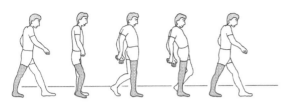

1．下腿三頭筋
2．前脛骨筋
3．大殿筋
4．中殿筋
5．長内転筋

午前 14　75 歳の女性。左膝痛を訴え、関節可動域が伸展－10°、屈曲 95°に制限されている。来院時のエックス線写真を示す。膝関節拘縮に対する治療で正しいのはどれか。

1．CPM を行う。
2．大腿を固定して伸張を加える。
3．疼痛を感じるレベルの矯正力を加える。
4．動的膝装具は用いない。
5．連続ギプス法では 1 日ごとに 5°ずつ矯正位を強める。

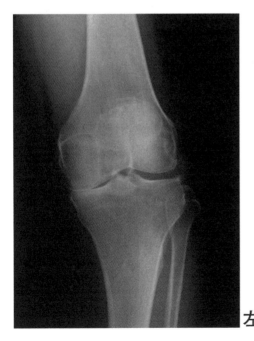

左

次の文により 15、16 の問いに答えよ。

　45 歳の女性。3 日前、自宅で荷物を持ち上げた際に、腰部と左下腿の後面から足背外側部にかけての強い痛みがあった。安静にしていたが、疼痛が軽快しないため受診し、腰椎椎間板ヘルニアと診断された。

午前 15　最も疑われる病変部位はどれか。
1．L1/2
2．L2/3
3．L3/4
4．L4/5
5．L5/S1

午前 16　発症から 2 か月が経過し、足背外側部の疼痛と安静時の腰痛は改善したが、労作時に軽度の腰痛が続いているため再度受診した。理学療法士として適切でないなのはどれか。
1．TENS
2．ホットパック
3．Williams 型装具の装着
4．体幹筋群の筋力トレーニング
5．ハムストリングスのストレッチング

午前 17　52 歳の女性。起床時の頭痛と嘔気を主訴に脳神経外科を受診した。頭部造影 MRI T1 強調像を示す。頭蓋内腫瘍摘出術が予定されており、術前より理学療法が依頼された。神経症候として認める可能性が最も低いのはどれか。
1．失　語
2．拮抗失行
3．情緒障害
4．注意障害
5．遂行機能障害

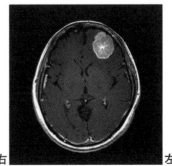

右　　　　　　　左

午前18 45歳の女性。遠位型ミオパチー。下肢筋力低下が徐々に進行し両側の下垂足を認める。最近つまずいて転倒することや捻挫することが多くなり装具を検討し歩行の改善を目指すことになった。下肢筋力を表に示す。最も適切な装具はどれか。

		右	左
股関節	屈曲	2	2
	外転	2	2
	伸展	2	2
膝関節	屈曲	2	2
	伸展	3	3
足関節	背屈	1	1
	底屈	1	1

1．PTB短下肢装具
2．足関節軟性装具
3．スウェーデン式膝装具
4．金属支柱付き長下肢装具
5．プラスチック短下肢装具

午前19 呼吸機能検査、血液ガス検査の結果を示す。この結果の解釈として正しいのはどれか。2つ選べ。

呼吸機能検査	%VC54%、FEV$_1$%82%、静肺コンプライアンス 0.09L/cmH$_2$O（基準値0.15〜0.30）
血液ガス検査	PaO$_2$ 66Torr、PaCO$_2$ 32Torr、HCO$_3$$^-$ 23.0mEq/L、pH7.48

1．気道狭窄
2．肺胞低換気
3．呼吸性アルカローシス
4．拡散障害による高二酸化炭素血症
5．肺コンプライアンスの低下による拘束性換気障害

午前20 68歳の男性。2型糖尿病、脂質異常症。身長160cm、体重85.0kg、体脂肪率38%。血液検査は、HbAlc 8.2%、空腹時血糖145mg/dL。仕事は管理職、デスクワーク中心で一日の歩数は3,550歩（同年代歩数7,157歩）。筋力低下、感覚障害、関節可動域制限は認めない。運動療法で誤っているのはどれか。

1．食事の1時間後に実施する。
2．筋力増強運動は週2〜3回行う。
3．身体活動量増加のための生活指導を行う。
4．有酸素運動は1回10分、週に合計40分程度行う。
5．有酸素運動の運動強度は最大酸素摂取量の50%程度とする。

午前21 理学療法士の守秘義務を規定するのはどれか。

1．憲　法
2．民　法
3．医師法
4．医療法
5．理学療法士及び作業療法士法

午前22 65歳以上の要介護者または要支援の認定を受けた人で介護が必要となった原因の割合（平成28年度国民生活基礎調査）が最も高いいのはどれか。

1．糖尿病
2．認知症
3．関節疾患
4．骨折・転倒
5．高齢による衰弱

午前23 一次予防はどれか。

1．高血圧症患者の運動療法
2．脳出血患者の合併症予防
3．脳梗塞患者の再発予防教育
4．メタボリックシンドロームの予防教育
5．糖尿病性足病変患者の筋力トレーニング

午前24　感覚機能について正しいのはどれか。
1．聴覚路は上側頭回に至る。
2．視覚路は内側膝状体を通る。
3．深部覚は脊髄視床路を上行する。
4．痛覚は脊髄内で後索を上行する。
5．味覚は副神経を経由して伝わる。

午前25　運動学習について正しいのはどれか。
1．固有感覚情報は影響しない。
2．言語学習よりも保持期間が短い。
3．学習課題の類似性に影響を受ける。
4．前の学習が後の学習を妨害することを正の転移という。
5．課題の種類にかかわらず覚醒レベルが高いと学習効果が高くなる。

午前26　加齢により増加するのはどれか。
1．脳血流量
2．肺残気量
3．基礎代謝量
4．消化液分泌量
5．メラトニンの夜間分泌量

午前27　発症後1か月の脳卒中片麻痺患者。2か月後に予定されている退院時の歩行能力の目標を設定するための情報として、優先度が低いと考えられるのはどれか。
1．画像所見
2．糖尿病の合併
3．発症前のADL
4．歩行能力の回復経過
5．Brunnstrom法ステージの回復経過

午前28　四肢長計測の起点または終点の指標となるのはどれか。2つ選べ。
1．肩峰の最前端部
2．上腕骨外側上顆の外側突出部
3．上前腸骨棘の最上端部
4．大転子の最上端部
5．腓骨頭の最上端部

午前29　関節可動域測定法（日本整形外科学会、日本リハビリテーション医学会基準による）で矢状面上の角度を測定するのはどれか。2つ選べ。
1．肩伸展
2．手尺屈
3．股外転
4．膝屈曲
5．胸腰部回旋

午前30　第Ⅶ脳神経の検査はどれか。
1．眼球運動
2．眼輪筋筋力
3．咀嚼筋筋力
4．調節反射
5．軟口蓋反射

午前31　GMFMで正しいのはどれか。
1．4領域88項目で構成される。
2．各項目の判定は0〜4の5段階評価である。
3．脳性麻痺のため標準化された発達評価である。
4．健常3歳児であれば達成可能な項目で構成される。
5．次に獲得すべき能力をItem Mapにより予測・検討できる。

午前32　大腿義足の遊脚相において、健側で爪先立ちが観察された。原因として正しいのはどれか。
1．義足長が長すぎる。
2．ソケットの内転角度が大きすぎる。
3．切断側の股関節外転筋力が不足している。
4．切断側の股関節伸展筋力が不足している。
5．ソケットの初期屈曲角度が不足している。

午前33　Trendelenburg徴候が生じやすいのはどれか。
1．変形性股関節症
2．変形性足関節症
3．変形性膝関節症
4．腰椎分離症
5．腰部脊柱管狭窄症

56回

午前34 病巣と症状の組合せで正しいのはどれか。
1．延髄背外側 ── 片麻痺
2．内包前脚 ── 感覚障害
3．前頭葉 ──── 半側空間無視
4．歯状核 ──── 協調運動障害
5．視　床 ──── 嚥下障害

午前35 ASIA の評価法について正しいのはどれか。
1．評価は座位で行う。
2．包括的な神経学的評価法である。
3．神経学的損傷高位を決定するにあたり深部腱反射を用いる。
4．感覚は NT〈not testable〉の場合を除くと 3 段階で評価する。
5．関節可動域に制限がある場合の運動はすべて NT〈not testable〉と記載する。

午前36 失語症の型と症状の組合せで正しいのはどれか。
1．Wernicke 失語 ── 聴覚理解が保たれる。
2．超皮質性失語 ── 復唱が障害される。
3．Broca 失語 ──── 自発言語が障害される。
4．伝導失語 ──── 復唱が保たれる。
5．健忘失語 ──── 聴覚理解が障害される。

午前37 高血糖症状はどれか。
1．多　飲
2．動　悸
3．頻　脈
4．空腹感
5．手指振戦

午前38 椅子からの立ち上がり動作を観察したところ、両上肢で大腿前面を支持し、過度に体幹を前傾した状態から殿部離床し、その後体幹を前傾したまま早期に膝関節の伸展が見られた。最後に体幹を伸展し立ち上がりを終了した。この間、顕著な姿勢の動揺は認めなかった。この動作異常が生じている心身機能・身体構造の問題点として最も考えられるのはどれか。
1．無　動
2．片麻痺
3．運動失調
4．両下肢筋力低下
5．両股関節伸展可動域制限

午前39 静的立位で下腿義足の足部内側が床から浮き上がった。原因はどれか。
1．toe‑out 角が大きすぎる。
2．初期屈曲角が不足している。
3．初期内転角が不足している。
4．ソケットの外壁が高すぎる。
5．足部が外側に位置しすぎている。

午前40 Wallenberg 症候群に関連する摂食嚥下障害はどれか。
1．半側空間無視による先行期障害
2．観念失行による準備期障害
3．顔面麻痺による口腔期障害
4．食道入口部開大不全による咽頭期障害
5．胃食道逆流による食道期障害

午前41 関節リウマチに対する運動療法で正しいのはどれか。
1．活動期では関節可動域運動は行わない。
2．環軸椎亜脱臼では頸椎可動域運動を行う。
3．関節強直では関節可動域運動を行う。
4．等尺性運動で筋力を維持する。
5．ムチランス変形では他動運動を行う。

午前 42　車椅子からベッドへの移乗動作において、フットサポートに足を乗せたまま立ち上がろうとすることに関連する病巣はどれか。
1．前頭葉
2．視　床
3．被　殻
4．中脳背側
5．小脳虫部

午前 43　高齢者の転倒で生じやすいのはどれか。
1．距骨骨折
2．脛骨骨折
3．肩甲骨骨折
4．踵骨骨折
5．橈骨骨折

午前 44　筋萎縮性側索硬化症の進行により非侵襲的陽圧換気〈NPPV〉療法を適応すべき数値はどれか。
1．PaO_2：80 mmHg
2．$PaCO_2$：60 mmHg
3．睡眠中 SpO_2：94%
4．最大吸気圧：75 cmH_2O
5．% 努力性肺活量（%FVC）：85%

午前 45　悪性腫瘍の合併がない初発の皮膚筋炎で、死因となる頻度が最も高い合併症はどれか。
1．肝不全
2．腎不全
3．心筋梗塞
4．間質性肺炎
5．ステロイドミオパチー

午前 46　糖尿病患者の運動療法を中止すべき状態はどれか。
1．発　汗
2．冷　汗
3．体温 37.0 ℃
4．Borg 指数 13
5．脈拍数 110/ 分

午前 47　緩和ケア病棟におけるがん患者の理学療法で正しいのはどれか。
1．QOL より機能回復を優先する。
2．疼痛に対して温熱療法は禁忌である。
3．リンパ浮腫に対して理学療法は行わない。
4．チームアプローチよりも個人的な関わりを重視する。
5．骨髄抑制の状態に合わせて理学療法の内容を変更する。

午前 48　法律とその規定内容の組合せで誤っているのはどれか。
1．医療法 ――― インフォームドコンセント
2．介護保険法 ―― 義肢の支給
3．健康増進法 ―― がん検診
4．高齢者、障害者等の移動等の ―― 車椅子使用者円滑化の促進に関する法律　　用の駐車場確保〈バリアフリー新法〉
5．障害者の日常生活及び社会 ―― 自立生活援助生活を総合的に支援するための法律〈障害者総合支援法〉

午前 49　訪問理学療法で正しいのはどれか。
1．環境的側面のみへアプローチを行う。
2．歩行や移動に関する支援要望が多い。
3．対象者の多くは交通事故による外傷である。
4．ゴール設定の際には家族の要望を最優先する。
5．バイタルチェックは看護師が実施しなければならない。

午前 50　介護保険制度の対象となるのはどれか。
1．居室の増築
2．廊下幅の拡張
3．照明器具の変更
4．床面材料の変更
5．寝室スペースの増築

午後1　正常な小児の背臥位からの立ち上がりプロセスを図に示す。このプロセスを辿る月齢はどれか。

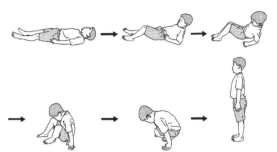

1. 8か月
2. 13か月
3. 24か月
4. 30か月
5. 60か月

午後2　72歳の女性。心原性脳梗塞。入院時、血圧145/78 mmHg、心拍数 102/ 分、GCS E4V5M6、Brunnstrom 法ステージ左上肢Ⅱ、左下肢Ⅱ、左上下肢筋緊張低下。入院時の MRI を示す。翌日に理学療法を行う場合、離床練習を中止すべき所見はどれか。

1. 心拍数 105/ 分
2. GCS　E2V2M5
3. 血圧 160/72 mmHg
4. 左上下肢筋緊張軽度亢進
5. Brunnstrom 法ステージ左上肢Ⅲ、左下肢Ⅲ

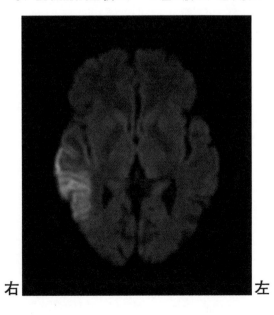

右　　　　　　　　左

午後3　関節可動域測定法（日本整形外科学会、日本リハビリテーション医学会基準による）の基本軸と移動軸で正しいのはどれか。2つ選べ。

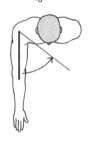

1. 肩水平屈曲

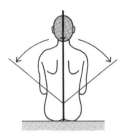

2. 胸腰部側屈

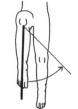

3. 股外旋

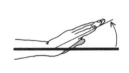

4. 手伸展（背屈）

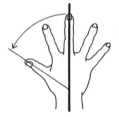

―――― ：基本軸
──── ：移動軸

5. 母指橈側外転

午後4　理学療法士が下肢を固定し、体幹の前屈を行わせた状態を図1に示す。次に図2のように固定位置を変更して体幹前屈を行わせたところ、体幹前傾角度に違いがみられた。この違いが生じた原因として、最も筋力低下が疑われる筋はどれか。

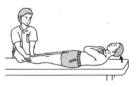

図1

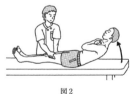

図2

1. 腹直筋
2. 腸腰筋
3. 大腿四頭筋
4. ハムストリングス
5. 前脛骨筋

午後5 56歳の男性。頭痛と複視を自覚し脳神経内科を受診した。頭部 MRI で右脳幹部に腫瘍性病変を指摘された。対座法で観察した眼球運動を図に示す。障害されている脳神経はどれか。

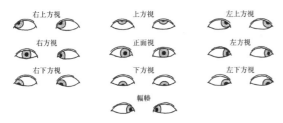

右上方視 　 上方視 　 左上方視
右方視 　 正面視 　 左方視
右下方視 　 下方視 　 左下方視
輻輳

1．右動眼神経のみ
2．右滑車神経のみ
3．右外転神経のみ
4．右動眼神経と右滑車神経
5．右動眼神経と右外転神経

午後6 57歳の男性。脳出血による左片麻痺。Brunnstrom 法ステージ下肢Ⅲ。左下腿三頭筋の MAS〈modified Ashworth scale〉は2。平行棒内歩行時に左下肢の踵接地はみられず、内反尖足となる。また、左下肢立脚中期に膝のロッキングを認める。そこでダブルクレンザック（ロッド式）短下肢装具を作製した。誤っているのはどれか。

1．下腿半月の上縁の位置：腓骨頭
2．下腿半月の幅：4 cm
3．下腿中央部における支柱と皮膚との距離：5 mm
4．足継手の位置：内果下端と外果中央を結ぶ線
5．足関節の角度：底屈 0°

午後7 20歳の女性。転倒して左下腿骨骨折後、変形治癒となりその後手術が行われた。手術後翌日の単純エックス線を示す。この患者に対する運動療法で正しいのはどれか。

1．CPM を手術後1週から行う。
2．下肢伸展拳上運動を手術後1日から行う。
3．足関節の自動運動を手術後2週から行う。
4．大腿四頭筋セッティングを手術後1週から行う。
5．椅子座位での大腿四頭筋訓練（レッグエクステンション）を手術後1日から行う。

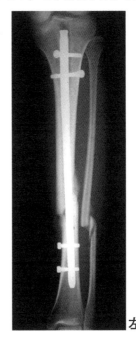

左

午後8 極超短波治療の図を示す。a に対する b の照射強度はどれか。

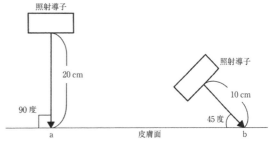

照射導子
20 cm
90 度
a
照射導子
10 cm
45 度
b
皮膚面

1．約 0.2 倍
2．約 0.7 倍
3．約 1.4 倍
4．約 2.8 倍
5．約 5.6 倍

午後9 22歳の女性。重量物を持ち上げたことにより腰痛が出現し、翌日腰部筋筋膜炎と診断された。この患者に対する超音波治療で正しいのはどれか。

1. 強度を 3.0 W/cm^2 とする。
2. 周波数を 1 MHz とする。
3. 照射時間率を 100 % とする。
4. 導子を皮膚面から 5 cm 話す。
5. ビーム不均等率〈BNR〉6 の導子を固定法で使用する。

午後10 8歳の男児。転倒して橈骨遠位端骨折と診断され、6週間のギプス図定が行われた。固定除去後、関節可動制限と筋力低下を認めた。物理療法で適切なのはどれか。

1. 機能的電気刺激
2. 極超短波
3. 超音波
4. 紫外線
5. 渦流浴

午後11 60歳の男性。2型糖尿病。身長 170 cm、体重 90 kg。心肺運動負荷試験を行ったところ最高酸素摂取量が 2,625 mL/ 分であり、この 60 % 相当の運動強度を処方された。METs で適切なのはどれか。

1. 8 METs
2. 7 METs
3. 6 METs
4. 5 METs
5. 4 METs

午後12 運動失調が認められる患者に対し、体幹回旋筋の同時収縮による座位姿勢安定性向上を目的として、図に示す運動を行った。この運動はどれか。

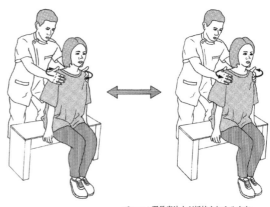

◀━━ ：理学療法士が抵抗を加える方向

1. コントラクト・リラックス〈contract-relax〉
2. スローリバーサル
3. ホールド・リラックス
4. リズミック・スタビリゼーション
5. リピーテッドコントラクション〈repeated contraction〉

午後13 70歳の女性。両側変形性膝関節症。外来通院中である。自宅における ADL は、FIM による評価で、2項目（歩行・車椅子および階段）は T字杖を使用しての自立であったが、それ以外は補助具を使用せずに自立していた。コミュニケーション（理解、表出）や社会的認知（社会的交流、問題解決、記憶）は問題ない。FIM の点数はどれか。

1. 100
2. 112
3. 120
4. 124
5. 126

午後14 87歳の女性。転倒して左股関節痛を訴え、入院となった。受傷後2日目に後方侵入法で手術を受けた。術後のエックス線写真を示す。正しいのはどれか。

1．臥床時には股関節を内転位に保つ。
2．靴下の着脱は股関節外旋位で行う。
3．術後1週から大腿四頭筋セッティングを開始する。
4．術後2週から中殿筋の筋力トレーニングを開始する。
5．術後3か月は免荷とする。

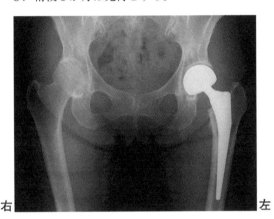

右　　　　　左

午後15 32歳の男性。筋強直性ジストロフィー。手指を強く握ると筋強直のために開くのに時間がかかる。側頭部と頰部の筋萎縮と閉口障害を認める。筋力はMMTで頸部2、肩関節周囲2、肘関節周囲2、手指3、股関節周囲2、膝関節周囲2、足関節周囲1で、立位になればかろうじて短距離歩行可能である。労作時に動悸や呼吸苦の自覚はなく、SpO₂の低下を認めない。正しいのはどれか。

1．ROM運動は筋強直に抵抗して行う。
2．食事は咀嚼回数を減らす形態にする。
3．等尺性収縮による筋力増強は行わない。
4．アンビューバックを活用した呼吸練習を行う。
5．下肢装着型の補助ロボット導入は有効でない。

午後16 8歳の男児。脳性麻痺による痙直型四肢麻痺。背臥位姿勢と引き起こし時に図のように対応する。この児の車椅子の設定として適切なのはどれか。

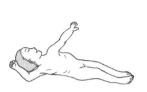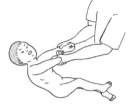

1．座面を床面と平行にする。
2．平面形状の座面を使用する。
3．胸と骨盤をベルト固定する。
4．背もたれの高さは肩までとする。
5．背もたれの角度は床面と垂直に固定する。

午後17 42歳の男性。気管支喘息。ある薬物の吸入療法前後のフローボリューム曲線の変化を図に示す。この薬物によって生じた呼吸器系の変化として正しいのはどれか。

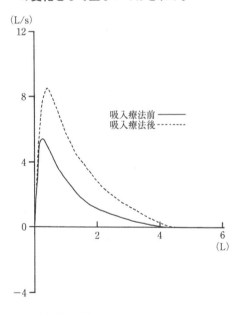

1．気道抵抗の低下
2．呼気筋力の増強
3．肺拡散能の改善
4．胸郭柔軟性の改善
5．肺コンプライアンスの増加

午後18 80歳の女性。夫と2人暮らし。認知症があり、MMSEは13点。自宅にて転倒し、救急搬送され大腿骨頸部骨折と診断されて人工骨頭置換術が行われた。その後、回復期リハビリテーション病棟へ転棟し、理学療法を開始したが消極的である。理学療法中の患者の訴えへの返答で適切なのはどれか。

	患者の訴え	理学療法士の返答
1	「あなたのお名前は？」と繰り返し聞かれた	「さっきも答えましたよ」
2	「今すぐ帰りたい」と繰り返し訴えた	「帰りたいのですね」
3	関節可動域運動中に術部に痛みを訴えた	「我慢してください」
4	「今日はやりたくない」と強く訴えた	「やらないと歩けなくなりますよ」
5	「財布を盗られた」と訴えた	「財布は持ってきてはいけませんよ」

午後19 74歳の女性。6か月前に左被殻出血を発症して、軽度の右片麻痺を呈している。くしを歯ブラシのように使おうとしたり、スプーンの柄に食物を乗せようとする行動がみられた。この患者の症状はどれか。

1. 観念失行
2. 構成失行
3. 着衣失行
4. 観念運動失行
5. 肢節運動失行

午後20 80歳の女性。脳血管障害発症後5年、要介護2。杖歩行は自立しているが、転倒予防を目的に通所リハビリテーションでの理学療法が開始された。転倒リスクの評価として適切なのはどれか。

1. FBS
2. KPS〈Karnofsky performance scale〉
3. PGC モラールスケール
4. SIAS
5. WCST

午後21 IFCで正しいのはどれか。2つ選べ。

1. 各構成要素は相互に関連している。
2. 障害を有した人のみが対象である。
3. ICF コアセットでは全コードを評価する。
4. ライフスタイルは環境因子の1つである。
5. 活動と参加の第一評価点は実行状況を表す。

午後22 対応がなく正規分布を示さない連続変数の3群間の差を検討するのに用いるのはどれか。

1. 相関分析
2. 分散分析
3. Paired-t 検定
4. Kruskal-Wallis 検定
5. Mann-Whitney のU検定

午後23 随意運動について正しいのはどれか。

1. γ運動ニューロンは、随意的な筋収縮の命令を直接筋肉に伝える。
2. 一次運動野では、巧緻な動きを必要とする手の領域が小さい。
3. Betz の巨大錐体細胞は、補足運動野のⅤ層に存在する。
4. 小脳は、運動をスムーズにする役割を担っている。
5. 放線冠の障害で、錐体外路症状が出現する。

午後24 正常な歩行周期とその説明の組合せで正しいのはどれか。

1. 右立脚中期 ― 右踵接地から左爪先離地まで
2. 右立脚終期 ― 左踵離地から右踵離地まで
3. 右前遊脚期 ― 左踵接地から右爪先離地まで
4. 右遊脚中期 ― 右爪先離地から右足部が左下腿部を通過するまで
5. 右遊脚終期 ― 右足部が左下腿部を通過してから右下腿が垂直になるまで

午後25 CRPS〈複合性局所疼痛症候群〉のtypeⅠに認められずtypeⅡに認められるのはどれか。

1. 骨萎縮
2. 痛覚過敏
3. 発汗異常
4. 皮膚温異常
5. 末梢神経伝導検査異常

午後26 8つの下位尺度で構成されている QOL 評価はどれか。
1．TMT
2．SF- 36
3．Katz Index
4．ESCROW Profile
5．老研式活動能力指標

午後27 四肢の周径測定法として正しいのはどれか。
1．記録は 1 cm 単位とする。
2．メジャーは皮膚に密着させる。
3．寒い時期は着衣の上から測定する。
4．大腿周径の測定時には、膝関節を 45° 屈曲位とする。
5．下腿周径の測定時には、下腿後面をベッドに密着させる。

午後28 膝関節伸展位で足背屈の関節可動域測定をしたところ、可動域制限が認められた。次に、膝関節屈曲位で測定したところ可動域制限は認められなかった。短縮している筋はどれか。
1．大腿直筋
2．大腿二頭筋長頭
3．半膜様筋
4．腓腹筋
5．ヒラメ筋

午後29 反復拮抗運動障害の検査法はどれか。
1．線引き試験
2．継ぎ足歩行
3．片足立ち検査
4．示指－耳朶試験
5．前腕回内外試験

午後30 歩行障害とその原因の組合せで正しいのはどれか。2つ選べ。
1．frozen gait ――――――― 小脳性運動失調
2．scissors gait ――――――― パーキンソニズム
3．steppage gait ――――――― 総腓骨神経麻痺
4．waddling gait ――――――― 下肢帯の筋力低下
5．wide-based gait ――――― 両下肢の痙縮

午後31 IADL に含まれるのはどれか。2つ選べ。
1．家計管理
2．更 衣
3．洗 濯
4．入 浴
5．排 泄

午後32 松葉杖歩行を行うために必要な機能と上肢の筋との組合せで正しいのはどれか。
1．体重支持 ――――――――― 上腕二頭筋
2．握り手の把持 ――――――― 橈側手根伸筋
3．脇当ての固定 ――――――― 大胸筋
4．松葉杖の前方への振り出し ― 肩甲下筋
5．握り手を握ったときの ――― 浅指屈筋
　　手関節の固定

午後33 脳血管障害の片麻痺について正しいのはどれか。
1．四肢の遠位部と比べて四肢の近位部の回復が遅れることが多い。
2．上肢の麻痺と比べて下肢の麻痺の回復が遅れることが多い。
3．上肢に痙縮があると肘関節が屈曲することが多い。
4．共同運動が出現した後に連合反応が出現する。
5．発症直後は筋緊張が高まることが多い。

午後34 脊髄性運動失調症でみられるのはどれか。
1．折りたたみナイフ現象
2．断綴性発語
3．羽ばたき振戦
4．酩酊歩行
5．Romberg 徴候陽性

午後35 Guillain-Barré 症候群について正しいのはどれか。
1．四肢の深部腱反射が充進する。
2．欧米に比べて日本では軸索型が多い。
3．脳神経症状がみられるのは 5 ％以下である。
4．先行感染から 24 時間以内に神経症状が出現する。
5．約 90 ％の症例で神経症状のピークは 1 週間以内である。

午後36　僧帽弁閉鎖不全症による心不全で初期からみられるのはどれか。
1．肝脾腫
2．高血圧
3．下腿浮腫
4．呼吸困難
5．頸静脈怒張

午後37　関節可動域の改善を主な目的とするのはどれか。2つ選べ。
1．Böhler 体操
2．Buerger-Allen 体操
3．Codman 体操
4．Frenkel 体操
5．McKenzie 体操

午後38　対流熱を用いるのはどれか。
1．気泡浴
2．赤外線
3．超音波
4．極超短波
5．パラフィン

午後39　栄養管理について正しいのはどれか。
1．成人では毎日体重 1 kg あたり 0.1 g 以上のタンパク質を摂取するのがよい。
2．BMI が 22.5 未満の場合、栄養障害があると判定する。
3．低栄養になると血中総リンパ球数が増加する。
4．発熱時には、エネルギー必要量が増加する。
5．重度熱傷では、尿中窒素排泄量が減少する。

午後40　全身持久力トレーニングの効果で減少するのはどれか。
1．最大心拍出量
2．筋の毛細血管数
3．嫌気性代謝閾値
4．動静脈酸素含有量格差
5．同じ運動強度での換気量

午後41　脊髄完全損傷者の機能残存レベルと実用可能な能力の組合せで正しいのはどれか。
1．第 3 頸髄節 ─ 自発呼吸
2．第 5 頸髄節 ─ プッシュアップ動作
3．第 3 胸髄節 ─ 自動車への移乗
4．第 10 胸髄節 ─ 両長下肢装具を用いての歩行
5．第 12 胸髄節 ─ 両短下肢装具を用いての歩行

午後42　膝関節前十字靱帯再建術後 3 日経過した時点で行う理学療法として適切でないのはどれか。
1．ゴムチューブを利用した膝伸展運動
2．膝装具装着下での自動介助運動
3．CPM を用いた関節可動域練習
4．ハーフスクワット
5．アイシング

午後43　発症初期から易転倒性がみられるのはどれか。
1．Charcot-Marie-Tooth 病
2．筋萎縮性側索硬化症
3．進行性核上性麻痺
4．脊髄小脳変性症
5．Parkinson 病

午後44　症候とその説明の組合せで正しいのはどれか。2つ選べ。
1．Uhthoff 徴候 ─────── 体温の低下で神経症状が悪化する。
2．Lasègue 徴候 ─────── 腰椎椎間板ヘルニアで陽性になる。
3．Lhermitte 徴候 ─────── 頸部の前屈により背部中央に痛みが走る。
4．内側縦束症候群 ─────── 後頭葉の障害で起こる。
5．Brown-Séquard 症候群 ─ 脊髄の両側横断性障害で起こる。

午後45 呼吸障害に対する理学療法として、口す
　　　 ぼめ呼吸が有効なのはどれか。
1．COPD
2．肺線維症
3．間質性肺炎
4．筋萎縮性側索硬化症
5．Duchenne 型筋ジストロフィー

午後46 廃用症候群について正しいのはどれか。
1．小児ではみられない。
2．フレイルと同義である。
3．起立性低血圧がみられる。
4．一次性サルコペニアの原因である。
5．加齢とともに症状の進行が遅くなる。

午後47 摂食嚥下障害に対するリハビリテーショ
　　　 ン手技と目的の組合せで正しいのはどれか。
1．Shaker 法 ——————— 舌骨上筋群の強化
2．ハフィング〈huffing〉— 食道入口部の開大
3．バルーン拡張法 ———— 誤嚥物の喀出
4．ブローイング ———— 喉頭拳上の強化
5．Mendelsohn 手技 ——— 鼻咽腔閉鎖の強化

午後48 地域包括ケアシステムにおける支援の互
　　　 助の説明として正しいのはどれか。
1．高齢者が生活保護を受ける。
2．高齢者が毎日ウォーキングする。
3．住民ボランティアが要介護者宅の庭を掃除す
　　る。
4．要介護者が通所リハビリテーションを利用す
　　る。
5．要介護者が自費で外出サービスを利用して買
　　い物に行く。

午後49 松葉杖の使用について正しいのはどれか。
1．ロフストランド杖より歩行時に体幹を伸展位
　　に保持しやすい。
2．腋窩と脇当ては 4 ～ 5 cm 程度の距離を設け
　　る。
3．肘関節完全伸展位で握りを把持する。
4．階段昇段時は杖を先に出す。
5．T 字杖よりも免荷が少ない。

午後50 標準予防策〈standard precautions〉にお
　　　 いて、正しいのはどれか。
1．手洗いは温水で行う。
2．汗に触れるときは手袋を着用する。
3．感染のある患者のみを対象とする。
4．目の粘膜汚染を防ぐためのゴーグルは眼鏡で
　　代用できる。
5．創傷皮膚に触れてしまったときは、他の部位
　　に触れる前に手洗いをする。

●●●●●第 57 回 問題●●●●●

午前1 47歳の女性。抗リン脂質抗体症候群の既往がある。右変形性膝関節症に対して高位脛骨骨切り術を3日前に受けた。右大腿部から足部まで発赤を伴う腫脹を認め、Homans徴候陽性である。術後に実施した主な血液検査の結果を表に示す。術後の合併症として考えられるのはどれか。

項　目	結　果	基準値
白血球	7.5×10^3	$3.3\text{–}8.6 \times 10^3/\mu L$
血色素量	12.5	11.6 –14.8 g/dL
D ダイマー	38	0.0 –1.0 μg/mL
クレアチニン	0.74	0.46 –0.79 mg/dL
CRP	2.25	0.00 –0.14 mg/dL
BNP	17.5	18.4pg/mL 以下

1．蜂窩織炎
2．リンパ浮腫
3．化膿性関節炎
4．うっ血性心不全
5．深部静脈血栓症

午前2 74歳の女性。左片麻痺。Brunnstrom法ステージ上肢Ⅱ、下肢Ⅲ。患側の筋緊張は低く、随意的な筋収縮もわずかにみられる程度である。平行棒内立位は中等度介助が必要で娃、左下肢は膝伸展位を保持することが困難で、体重をかけると膝折れが生じる。診療録の問題指向型医療記録の記載でassessment（評価）はどれか。

1．左下肢の筋力が低下している。
2．左下肢の筋力増強練習を行う。
3．左下肢の筋緊張が低下している。
4．左下肢に長下肢装具を使用し立位練習を行う。
5．左下肢の筋緊張低下により体重支持力が低下している。

午前3 心電図を示す。心房粗動はどれか。

1．①
2．②
3．③
4．④
5．⑤

①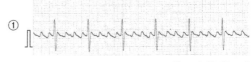

10 mm/mV　25 mm/s

②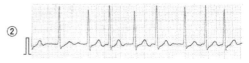

10 mm/mV　25 mm/s

③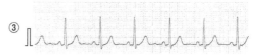

10 mm/mV　25 mm/s

④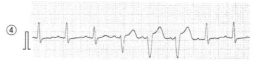

10 mm/mV　25 mm/s

⑤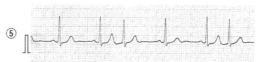

10 mm/mV　25 mm/s

午前4　関節可動域測定法（日本整形外科学会、日本リハビリテーション医学会基準による）で正しいのはどれか。2つ選べ。

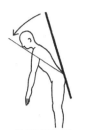

1．胸腰部屈曲

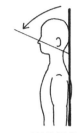

2．頸部屈曲

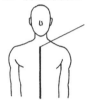

3．肩甲帯挙上

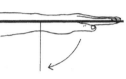

4．手屈曲

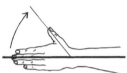

5．母指橈側外転

────：基本軸
──：移動軸

午前5　Daniels らの徒手筋力テストによる頸筋・体幹筋のテストで正しいのはどれか。

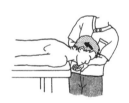

1．頸部伸展　段階3

2．体幹回旋　段階4

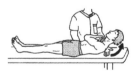

3．体幹屈曲　段階3

4．体幹伸展　段階3

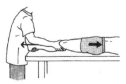

←（太）：対象者の運動方向
←（細）：検査者が抵抗を加える方向

5．骨盤挙上　段階3

午前6　78 歳の男性。脳梗塞。左顔面神経麻痺および右片麻痺を呈する。頭部 MRI の拡散強調像を示す。梗塞巣として考えられるのはどれか。

1．①
2．②
3．③
4．④
5．⑤

①
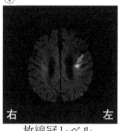
右　左
放線冠レベル

②
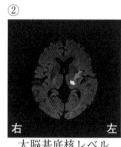
右　左
大脳基底核レベル

③
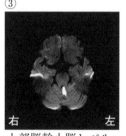
右　左
上部脳幹小脳レベル

④
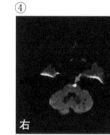
右　左
中部脳幹小脳レベル

⑤
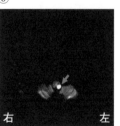
右　左
下部脳幹小脳レベル

午前7　28歳の男性。脊髄完全損傷。両側に長下肢装具を使用し、平行棒内歩行練習を行っている。歩行パターンを図に示す。機能残存レベルはどれか。

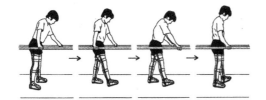

1．Th1
2．Th6
3．Th12
4．L4
5．S1

午前8　52歳の女性。踏み台から転落して左踵骨骨折を受傷し、手術が行われた。術後翌日の単純エックス線写真を示す。この患者に対する運動療法で正しいのはどれか。

1．術後翌日から距腿関節の可動域練習を行う。
2．術後翌日から膝関節の可動域練習を行う。
3．術後翌日から部分荷重を始める。
4．術後1週から外固定内での距踵関節の等尺性運動を行う。
5．術後2週からMP関節の可動域練習を行う。

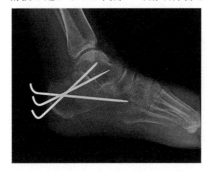

午前9　18歳の女子。動作時の足底部の痛みを訴えた。足底腱膜炎の診断で超音波治療を行う。正しいのはどれか。（複数の選択肢を正解として採点する）

1．周波数を10MHzとする。
2．照射強度を10 W/cm²とする。
3．照射時間率を40％照射とする。
4．疼痛を訴える場合は照射強度を下げる。
5．プローブを5 cm以上、皮膚から離して行う。

午前10　右側の靴型装具の補正と効果の組合せで正しいのはどれか。

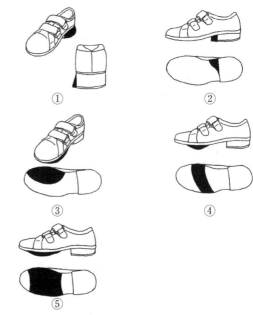

①
②
③
④
⑤

1．①　——　前足部の回内防止
2．②　——　踏み返しの改善
3．③　——　足部横アーチの支持性増強
4．④　——　中足骨骨頭の免荷
5．⑤　——　接踵時の衝撃吸収

午前11　75歳の男性。糖尿病により右下腿切断。義足歩行練習時に右膝の膝折れを起こしそうな不安定感を訴えた。考えられる原因はどれか。2つ選べ。

1．初期屈曲角が過大である。
2．初期内転角が不足している。
3．右股関節の屈曲可動域制限がある。
4．右膝関節の伸展筋力が低下している。
5．ソケットが足部に対し後方に位置しすぎている。

午前 12　図の前腕と手を支える肘関節屈筋の力 F はどれか。ただし、Cos45° = 0.71 とする。

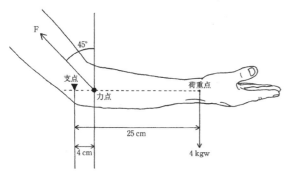

1．約 20 kgw
2．約 25 kgw
3．約 30 kgw
4．約 35 kgw
5．約 40 kgw

午前 13　76 歳の女性。脛骨高原骨折。転倒して受傷し、人工骨を用いた手術を施行された。術後のエックス線写真を示す。術後の理学療法で正しいのはどれか。

1．術後翌日から極超短波治療を行う。
2．術後翌日から足関節自動運動を行う。
3．術後翌日から膝関節伸展の等張性筋力増強練習を行う。
4．術後 2 週から CPM を行う。
5．術後 2 週から全荷重歩行を行う。

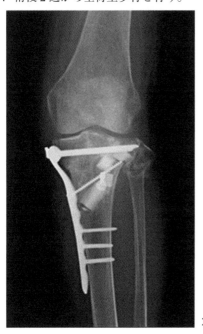

左

午前 14　13 歳の男子。7 歳から野球を始め、中学生から投手となった。投球動作中に右肘に痛みを感じるようになり、病院を受診した。理学療法評価時、肘関節の外反ストレステストを実施したところ、肘関節の内側に疼痛が誘発された。痛みが出現する動作はどれか。

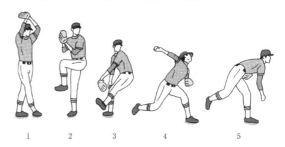

午前 15　脊髄損傷患者のトランスファーボードを用いたベッドから車椅子への移乗動作を図に示す。この動作を獲得目標とする機能残存レベルはどれか。

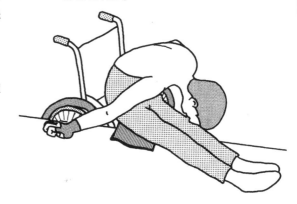

1．C4
2．C5
3．C6
4．C7
5．C8

午前 16　12歳の男児。脳性麻痺痙直型両麻痺。GMFCS レベルⅢで、立位では図のような姿勢を示す。治療方針として優先されるのはどれか。

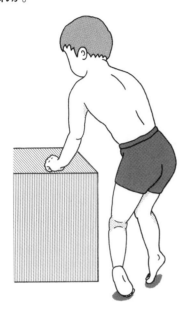

1．長下肢装具を作製する。
2．体幹筋の同時収縮を促す。
3．選択的後根切断術を検討する。
4．歩行練習での介助量を減らす。
5．上肢での支持能力を向上させる。

次の文により 17、18 の問いに答えよ。
　65歳の男性。間質性肺炎。労作時呼吸困難、咳を主訴に来院した。3年前から歩行時の呼吸困難が増悪した。1か月前から咳、労作時の呼吸困難の悪化を認め入院となった。入院時、心電図は洞調律。血液検査では CRP3.1mg/dL（基準値：0.3mg/dL未満）、KL-6 790U/mL（基準値 500U/mL 未満）であった。理学療法評価では、mMRC 息切れスケールはグレード 3。筋力は MMT 上下肢 4、6分間歩行テストは 200m であった。胸部 CT を示す。

午前 17　この患者の胸部 CT として最も可能性が高いのはどれか。

1．①
2．②
3．③
4．④
5．⑤

①
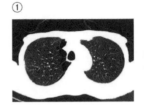
右　　　　　　　左

②
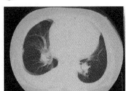
右　　　　　　　左

③
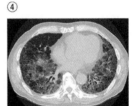
右　　　　　　　左

④

右　　　　　　　左

⑤
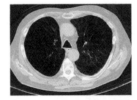
右　　　　　　　左

午前 18　全身持久力トレーニングを行う場合、トレーニングを中止すべき状態はどれか。2つ選べ。トレーニング前の所見は、血圧 120/65 mmHg、心拍数 85/ 分、呼吸数 19回 / 分、SpO₂ 96%、修正 Borg Scale 3 であった。

	血 圧 （mmHg）	心拍数 （/ 分）	呼吸数 （回 / 分）	SpO₂ （%）	修正 Borg Scale	自覚症状
1	85/60	100	23	93	5	めまい
2	128/60	94	29	92	6	筋疲労
3	135/75	92	25	96	6	なし
4	140/75	110	26	92	5	動悸
5	168/74	101	23	91	4	筋疲労

午前 19　50 歳の男性。会社の健康診断で尿糖陽性を指摘され、受診した。入院時、身長 175 cm、体重 85kg。脈拍 75/ 分、血圧 165/86 mmHg。両側足関節の振動覚は鈍麻。血液生化学所見では、空腹時血糖 385mg/dL（基準値 65 ～ 109mg/dL）、HbA1c 8.6%（基準値 4.6 ～ 6.2%）、トリグリセリド 362 mg/dL（基準値 30 ～ 150mg/dL）、LDL コレステロール 128mg/dL（基準値 70 ～ 139mg/dL）であった。尿検査でケトン体陰性であった。入院後、食事療法と薬物療法が開始されている。運動療法開始時に必要な条件はどれか。

1．感覚障害が改善する。
2．脂質異常症が改善する。
3．尿中ケトン体が陽性となる。
4．HbA1c が基準値内まで低下する。
5．空腹時血糖が 250 mg/dL 未満となる。

午前 20　75 歳の男性。3 年前に Parkinson 病を発症。Hoehn&Yahr の重症度分類ステージ III。3 か月前からトイレ前で小刻み歩行を生じるほか、歩行や立ち座りが不安定となり、屋内移動で妻の介助が必要となった。現在、妻とマンションで 2 人暮らしである。自宅の住環境整備で適切でないのはどれか。

1．ベッドに介助バーを設置する。
2．居室の出入り口を開き戸にする。
3．脱衣場と浴室の段差を解消する。
4．寝室からトイレの廊下に手すりを設置する。
5．トイレ前の廊下にはしご状の目印をつける。

午前 21　患者への治療に対するインフォームドコンセントとして適切なのはどれか。

1．専門用語で説明する。
2．説明用の文書を用意する。
3．治療のデメリットは伝えない。
4．心理状態に関わらず患者の決定が優先される。
5．患者は正当な理由があっても同意を撤回できない。

午前 22　歩行導入初期における運動学習の方法として適切なのはどれか。2 つ選べ。

1．ハンドリングを行う。
2．休憩を入れずに練習する。
3．踵接地の練習を繰り返し行う。
4．後ろ歩きや横歩きの練習を取り入れる。
5．フィードバックを与える頻度は少なくする。

午前 23　運動に関する中枢神経について正しいのはどれか。

1．一次運動野においては他の部位と比較して手と顔面の運動領域が小さい。
2．中脳黒質に由来するドパミン作動性ニューロンは線条体に至る。
3．皮質脊髄路のうち約 30% の線維が延髄錐体で対側に交叉する。
4．Betz の巨大錐体細胞は運動野大脳皮質の第 III 層に存在する。
5．Purkinje 細胞の軸索は小脳への求心性線維となる。

午前 24　加齢により増加するのはどれか。2 つ選べ。

1．血管抵抗
2．除脂肪体重
3．唾液分泌量
4．予備呼気量
5．炎症性サイトカイン

午前 25　閉塞性動脈硬化症の運動療法を行う場合、収集すべき医学情報として最も重要なのはどれか。

1．胸部 CT
2．脊椎 MRI
3．筋電図検査
4．足関節上腕血圧比
5．股関節を含む両下肢単純エックス線

午前26 関節可動域測定法（日本整形外科学会、日本リハビリテーション医学会基準による）における参考可動域角度が最も大きいのはどれか。

1．頸部屈曲
2．肩内旋
3．肩甲帯屈曲
4．母指橈側外転
5．股内旋

午前27 律動的な不随運動はどれか。

1．振　戦
2．チック
3．バリスム
4．アテトーゼ
5．ミオクローヌス

午前28 注意障害の検査はどれか。

1．MAS
2．Raven 色彩マトリックス検査
3．Rey-Osterrieth 複雑図形検査
4．TMT
5．WCST

午前29 FIM の評定で修正自立となるのはどれか。2つ選べ。

1．入れ歯の着脱が自立している。
2．浴槽の縁に腰掛けて浴槽をまたぐ。
3．スプーンを用いての食事が自立している。
4．服の上げ下ろしをする際に手すりを使用する。
5．装具を装着して300m 程度の歩行が自立している。

午前30 短下肢装具の足継手機能のうち背屈補助が適応となるのはどれか。

1．足関節捻挫
2．外反扁平足
3．下垂足
4．膝折れ
5．踵　足

午前31 右大腿骨頭すべり症により Drehmann〈ドレーマン〉徴候陽性の場合、背臥位で右下肢を他動的に屈曲したときに生ずる関節運動で正しいのはどれか。

1．左股関節が屈曲・外旋する。
2．左股関節が内転・外旋する。
3．右股関節が外転・外旋する。
4．右股関節が外転・内旋する。
5．右股関節が内転・内旋する。

午前32 上腕骨骨幹部骨折で最も合併しやすい神経障害はどれか。

1．腋窩神経
2．筋皮神経
3．尺骨神経
4．正中神経
5．橈骨神経

午前33 NIHSS で評価されるのはどれか。2つ選べ。

1．バランス障害
2．深部腱反射
3．意識障害
4．顔面麻痺
5．歩行速度

午前34 脊髄小脳変性症で正しいのはどれか。2つ選べ。

1．Frenkel 体操は無効である。
2．視覚障害を伴うことが多い。
3．包括的な評価指標に SARA がある。
4．患者数は非遺伝性に比べて遺伝性が多い。
5．自律神経障害は非遺伝性に比べて遺伝性が少ない。

午前35 認知症のスクリーニング検査はどれか。

1．Frenchay Activities Index
2．Fugl-Meyer Assessment
3．MMSE
4．Rorschach Test
5．WAIS – Ⅲ

午前36 高齢者において好ましい変化はどれか。

	項　目	2か月前	現　在
1	BMI	22.6	17.0
2	FBS（点）	42	52
3	TUG（秒）	14.2	20.2
4	MMSE（点）	25	20
5	基本チェックリスト（該当数）	4項目	10項目

午前37 感染予防の標準予防策〈standard precautions〉について正しいのはどれか。
1．感染症患者のみに対して日常的に実施されるべき感染対策である。
2．歩行練習中に患者が出血した場合は手袋をして対処する。
3．屋外での歩行練習では感染予防対策は不要である。
4．血圧測定を行う前の手指衛生は不要である。
5．マスクはN95を使用する。

午前38 装具と疾患の組合せで正しいのはどれか。
1．Jewett型装具 ──────── 橈骨神経麻痺
2．Milwaukee装具 ──────── 先天性股関節脱臼
3．Oppenheimer型装具 ── 胸椎圧迫骨折
4．Riemenbügel（リーメンビューゲル）装具 ─ 側弯症
5．SOMI装具 ──────── 頸椎環軸骨折

午前39 環椎骨折（Jefferson骨折）に対する運動療法で正しいのはどれか。
1．頸椎の可動性が得られてから頸椎周囲筋の等張性筋力増強練習を行う。
2．頸椎の関節可動域運動は他動運動から開始する。
3．骨癒合が得られてから歩行練習を開始する。
4．骨癒合が得られるまで体幹筋力運動は行わない。
5．受傷直後から装具は使用せず立位練習を行う。

午前40 脳卒中後のPusher現象について誤っているのはどれか。
1．右半球損傷に多い。
2．垂直判断の障害が関係する。
3．身体軸が非麻痺側に傾斜する。
4．座位だけでなく立位でも認められる。
5．端座位で体幹を正中位に近づけると非麻痺側の股関節が外旋する。

午前41 スワンネック変形で過伸展となるのはどれか。
1．遠位指節間関節
2．遠位橈尺関節
3．近位指節間関節
4．手根中手関節
5．中手指節間関節

午前42 急性期の肩手症候群への理学療法として正しいのはどれか。
1．CI療法
2．Codman体操
3．肩関節周囲筋の再教育
4．BFOによる良肢位の保持
5．肩関節周囲筋の積極的な他動伸張運動

午前43 ポストポリオ症候群で正しいのはどれか。
1．疼痛を伴うことは少ない。
2．発症年齢は10歳以下が多い。
3．罹患筋の運動単位数は減少している。
4．非麻痺側に新たな筋力低下は起こらない。
5．MMT3レベル以下の新たな筋力低下に対して筋力増強運動を行う。

午前44 脊髄損傷（第7頸髄節まで機能残存）患者で自立が最も困難なのはどれか。
1．自動車の運転
2．車椅子のキャスター上げ
3．車椅子で5cmの段差昇降
4．床面から車椅子への乗り移り
5．ベッドから車椅子までの側方移乗

午前45 Duchenne型筋ジストロフィーの呼吸管理について正しいのはどれか。
1．非侵襲的陽圧換気療法〈NPPV〉の適応ではない。
2．舌咽呼吸は強制的に吸気する最大量を得るのに有効である。
3．咳最大流量〈cough peak flow〉は咳介助を行う目安にならない。
4．呼吸管理の適応になる時期は機能障害度ステージⅣからである。
5．排痰補助装置による咳介助は徒手による咳介助に優先して行われる。

午前46　運動療法を中止する状態として誤っているのはどれか。
1．胸痛の出現
2．チアノーゼ
3．単発性心室期外収縮
4．喘鳴による呼吸困難感
5．胸部不快感を伴う心室頻拍

午前47　慢性腎臓病で正しいのはどれか。
1．若年者に多い。
2．血清クレアチニンは筋量に影響を受ける。
3．蛋白尿の評価には随時尿のみ用いられる。
4．レジスタンストレーニングは禁忌である。
5．推算糸球体濾過量〈eGFR〉は4つの段階に分類される。

午前48　認知症患者の運動療法を行うときの対応として適切でないのはどれか。
1．肯定語で指示する。
2．患者のペースに合わせる。
3．同じ動作を繰り返し実施する。
4．運動を拒否しても説得して行う。
5．日常慣れ親しんだ動作を利用する。

午前49　介護保険制度について正しいのはどれか。
1．利用者はケアプランの作成にかかる費用の1割を負担する。
2．要支援者は介護予防サービスを受けることができる。
3．医療保険加入者は20歳から介護保険料を支払う。
4．要支援者は施設サービスを利用できる。
5．保険者は厚生労働省である。

午前50　疾患と支援機器の組合せで適切なのはどれか。
1．関節リウマチ ——— 台付き爪切り
2．片側手関節離断 —— プルトップオープナー
3．第2腰髄完全損傷 — スライディングボード
4．第8頸髄完全損傷 — コミュニケーションエイド
5．アテトーゼ型脳性麻痺 — リーチャー

午後1　プラットホームが後方へ動いたときの姿勢の変化と筋活動を図に示す。外乱に対して最も早く筋活動が観察された筋①に相当するのはどれか。

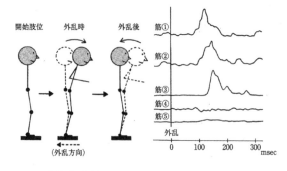

1．脊柱起立筋
2．前脛骨筋
3．ハムストリングス
4．腓腹筋
5．腹直筋

午後2　図に示す姿勢が出現する時期として正しい順序はどれか。

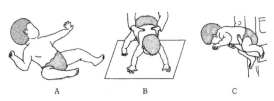

1．A → B → C
2．A → C → B
3．B → C → A
4．C → A → B
5．C → B → A

午後3 関節可動域測定法（日本整形外科学会、日本リハビリテーション医学会基準による）で正しいのはどれか。

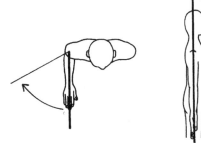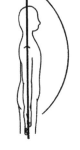

1．肩外旋　　　　　2．肩屈曲

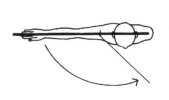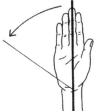

3．肩水平屈曲　　　4．手尺屈

――― ：基本軸
――― ：移動軸

5．肘屈曲

午後4 Danielsらの徒手筋力テストによる手指筋のテストで正しいのはどれか。（複数の選択肢を正解として採点する）

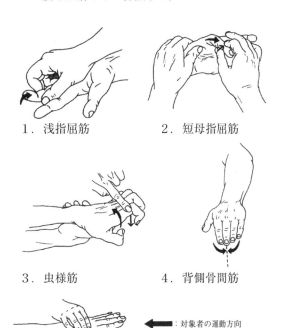

1．浅指屈筋　　　　2．短母指屈筋

3．虫様筋　　　　　4．背側骨間筋

■ ：対象者の運動方向
← ：検査者が抵抗を加える方向

5．母指内転筋

午後5 Down症候群の乳幼児期に特徴的な座位姿勢はどれか。

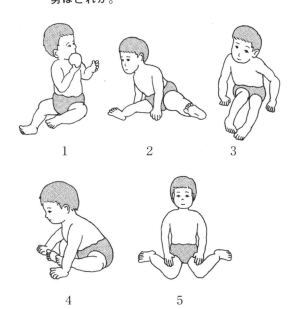

1　　　　　2　　　　　3

4　　　　　5

次の文により6、7の問いに答えよ。

28歳の男性。2週前にGuillain-Barré症候群と診断されたγグロブリン大量静注療法を実施され、症状の進行は停止した。本日実施した右上肢の運動神経伝導検査の結果を表に示す。

運動神経	刺激部位	振幅 mV （正常値下限）	伝導速度 m/s （正常値下限）
正中神経	手 首	4.0mV（3.5mV）	48.3m/s （48m/s）
	肘	3.7mV（3.5mV）	
尺骨神経	手 首	0.5mV（2.8mV）	40.2m/s （50m/s）
	肘	0.3mV（2.7mV）	
橈骨神経	前 腕	4.8mV（4.0mV）	53.1m/s （52m/s）
	肘	3.6mV（3.5mV）	

午後6 最も障害されていると考えられる運動はどれか。

1. 母指対立
2. 示指MP関節伸展
3. 中指DIP関節伸展
4. 環指PIP関節屈曲
5. 小指外転

午後7 現時点で最も導入を検討すべき装具はどれか。

1. 長対立装具
2. ナックルベンダー
3. IP関節伸展補助装具
4. 母指Z変形用スプリント
5. コックアップ・スプリント

午後8 47歳の女性。多発性硬化症。30歳で発症し、寛解と増悪を繰り返した後、完全寛解していた。1週前に視力低下と小脳症状が出現し、入院となった。視神経と右小脳半球に脱髄を認める。過回内テストで図のような動きが観察された。この患者にみられる所見はどれか。

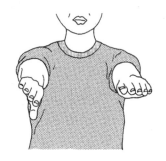

1. 振　戦
2. 運動分解
3. 測定異常
4. 協働収縮異常
5. 反復拮抗運動不能

午後9 図に示すストレッチングで伸張される筋はどれか。

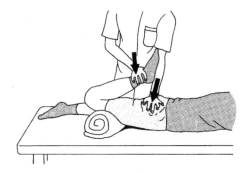

1. 大殿筋
2. 大腿直筋
3. 大腿二頭筋長頭
4. 膝窩筋
5. 腓腹筋

午後10 標準型車椅子の適合判定基準で正しいの
はどれか。2つ選べ。（採点除外）

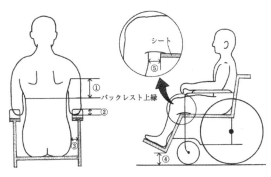

1. ① 7 cm
2. ② 5 cm
3. ③ 2.5 cm
4. ④ 7.5 cm
5. ⑤ 3.5 cm

午後11 治療前後の心電図を示す。治療の作用と
して正しいのはどれか。
1. 不応期の短縮
2. 心収縮力の増強
3. 房室間の伝導の抑制
4. 洞房結節の脱分極促通
5. 心室筋の活動電位持続時間の延長

治療前

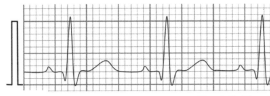

10 mm/mV　25 mm/s

治療後

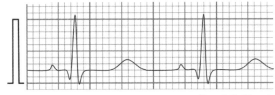

10 mm/mV　25 mm/s

午後12 左側臥位の胸部 CT を示す。肺が拡張し、
最も含気が多いと考えられるのはどれか。
1. ①
2. ②
3. ③
4. ④
5. ⑤

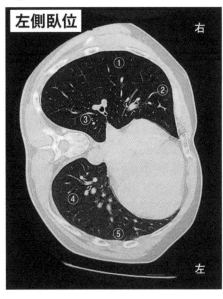

午後13 65歳の女性。左変形性股関節症。3年前
からの左股関節痛に対して後方侵入法で人工
股関節置換術を受けた。術後のエックス線写
真を示す。手術後3週までの患側の理学療法
で正しいのはどれか。
1. 立ち上がり動作は股関節内旋位で行う。
2. 術後翌日から等尺性筋力増強練習を開始する。
3. 術後3日間はベッド上安静とする。
4. 術後2週は股関節を45度以上屈曲しない。
5. 術後3週は免荷とする。

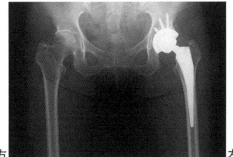

午後14 60歳の男性。7年前から歩行時にふらつきを自覚し、6年前から話し方が単調で途切れ途切れとなり膀胱直腸障害と起立性低血圧を認めた。四肢の固縮や振戦が徐々に進行し、2年前から車椅子で移動するようになった。最近、声が小さくなり呼吸困難感を訴えるようになった。頭部MRIのFLAIR画像で水平断（A）及び矢状断（B）を示す。この疾患で合併する可能性が高いのはどれか。

1．失　語
2．拮抗失行
3．声帯麻痺
4．下方注視麻痺
5．他人の手徴候

A   B

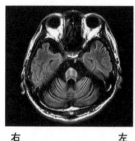 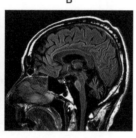

右   左

午後15 6歳の女児。顕在性二分脊椎。機能残存レベルは第4腰髄である。歩行練習の実施方法で適切なのはどれか。（複数の選択肢を正解として採点する）

1．靴型装具を使用する。
2．短下肢装具と杖を併用する。
3．短下肢装具のみを使用する。
4．長下肢装具と杖を併用する。
5．骨盤帯付き長下肢装具と歩行器を併用する。

午後16 26歳の男性。交通事故で頸髄損傷を受傷し、第5～7頸髄後方固定術を受けた。左側の手指および手関節の伸展運動を強化するためのTENSで、電気刺激部位として最も適切なのはどれか。（採点除外）

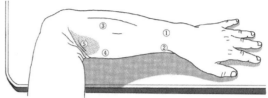

1．①
2．②
3．③
4．④
5．⑤

午後17 64歳の女性。右利き。脳梗塞。約1か月前に左大脳に発症。現在は聴覚理解に問題はないが、発語は非流暢かつ緩徐である。話す言葉の量は少なく、発語の際には多大な努力を要している。四肢の麻痺はみられない。この患者への対応として正しいのはどれか。

1．患者の話す内容が文法的に誤っていれば医療者が即座に細かく修正する。
2．患者が「はい」「いいえ」で答えることができるように質問する。
3．医療者が口頭で説明をするときにはジェスチャーを交える。
4．コミュニケーションエイドを導入する。
5．患者にメモをとるように指導する。

午後18 75歳の男性。身長165cm、体重60kg。大動脈弁狭窄症。心房細動と一過性脳虚血発作の既往があり、経カテーテル大動脈弁留置術（TAVI）を行っている。NYHA分類ではclassⅠで、運動負荷試験で得られた嫌気性代謝閾値（AT）は17.5mL/分/kgである。この患者への生活指導で誤っているのはどれか。

1．抗凝固療法の服薬を継続する。
2．体重や血圧を日誌に付けて自己管理する。
3．自宅での生活活動は3METsを上限とする。
4．下肢筋力のレジスタンストレーニングをする。
5．心肺運動負荷試験で得られたAT強度で運動する。

午後19 72歳の男性。脳梗塞による左片麻痺。座位姿勢と机上での検査結果を図に示す。理学療法として**誤っている**のはどれか。

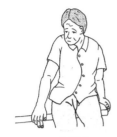

座位姿勢

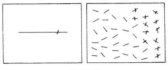

机上検査

1. 視覚探索課題を行う。
2. 後頸部に振動刺激を行う。
3. 車椅子の右側のブレーキレバーを延長する。
4. 対象物が右へ偏倚するプリズム眼鏡をかけて練習する。
5. 車椅子駆動時に進行方向の左側に注意するよう指導する。

午後20 60歳の女性。関節リウマチ。SteinbrockerのステージⅢ、クラス3で寛解状態であり安定している。理学療法士が行う生活指導について**誤っている**のはどれか。

1. 歩容に応じた足底板を調整する。
2. 頸椎の等張性抵抗運動を励行する。
3. 変形防止用のスプリントを用いる。
4. 再燃の急性炎症期には運動を避ける。
5. 大関節を使う関節保護方法を指導する。

午後21 厚生労働省「令和元年（2019）人口動態統計」において、死因の第2位はどれか。

1. 肺 炎
2. 老 衰
3. 心疾患
4. 悪性新生物
5. 脳血管疾患

午後22 インシデントレポートについて正しいのはどれか。

1. 時間をかけて作成する。
2. 自分の考えも含めて記載する。
3. 医療事故に至らない場合は作成しない。
4. 責任の所在を追求することが目的である。
5. 管理者は報告しやすい環境を作ることが重要である。

午後23 Gowers徴候を生じやすい疾患はどれか。

1. 関節リウマチ
2. Parkinson病
3. 引き抜き損傷
4. 中心性頸髄損傷
5. Duchenne型筋ジストロフィー

午後24 バランス練習の難度を高める方法として正しいのはどれか。2つ選べ。

1. 重心が低い姿勢で練習を行う。
2. 開眼で行っていた練習を閉眼で行う。
3. 支持基底面を広くして姿勢保持練習を行う。
4. 立位保持練習時にボール投げの動作を行う。
5. 一定の支持基底面内の重心移動を小さくする。

午後25 開放性運動連鎖による運動はどれか。2つ選べ。

1. 端座位で膝を伸展する運動
2. 不安定板による立位保持運動
3. 背臥位でSLR〈下肢伸展挙上〉運動
4. 背臥位で足底を壁に接触させて押す運動
5. 立位でチューブの抵抗に対して膝を伸展する運動

午後26 関節可動域測定法（日本整形外科学会、日本リハビリテーション医学会基準による）における運動方向と代償運動の組合せで正しいのはどれか。2つ選べ。

1. 肩外旋 ――― 体幹側屈
2. 肩外転 ――― 体幹回旋
3. 肩屈曲 ――― 体幹伸展
4. 股屈曲 ――― 骨盤後傾
5. 股伸展 ――― 骨盤側方傾斜

午後27　Daniels らの徒手筋力テストで正しいの
　　　　はどれか。
　1．測定に計測機器は用いない。
　2．苦痛がないか確認しながら行う。
　3．ベッドの表面は軟らかい方がよい。
　4．ベッドの表面の摩擦は大きい方がよい。
　5．ベッドは高さ固定式のものを使用する。

午後28　正中神経と尺骨神経の表在感覚支配領域
　　　　（掌側）が橈側と尺側で分かれる手指はどれ
　　　　か。
　1．母　指
　2．示　指
　3．中　指
　4．環　指
　5．小　指

午後29　PEDI で正しいのはどれか。
　1．二分脊椎は対象にならない。
　2．出生直後から使用可能である。
　3．補装具の使用頻度を評価できる。
　4．WeeFIM より評価項目が少ない。
　5．機能的スキルは 0 ～ 3 の 4 段階で評価する。

午後30　Freiberg 病で障害されるのはどれか。
　1．距　骨
　2．踵　骨
　3．舟状骨
　4．立方骨
　5．第 2 中足骨

午後31　変形性膝関節症で正しいのはどれか。2
　　　　つ選べ。（3 通りの解答を正解として採点する）
　1．男性に好発する。
　2．一次性の頻度が高い。
　3．起立動作時の痛みが強い。
　4．膝外反変形を生じやすい。
　5．エックス線写真で骨硬化像がみられる。

午後32　SIAS に含まれるのはどれか。
　1．意識レベル
　2．痛　覚
　3．非麻痺側筋力
　4．病的反射
　5．麻痺側筋力

午後33　Parkinson 病の評価で適切なのはどれか。
　1．Beevor 徴候
　2．Finkelstein test
　3．MAS
　4．SARA
　5．Westphal 現象

午後34　熱傷について正しいのはどれか。
　1．Ⅰ度熱傷では水疱がみられる。
　2．Ⅲ度熱傷では創底から上皮化が起こる。
　3．深達性Ⅱ度熱傷では痛覚鈍麻がみられる。
　4．浅達性Ⅱ度熱傷では水疱底は蒼白である。
　5．熱傷面積はⅠ、Ⅱ、Ⅲ度すべての面積を合わ
　　　せて計算する。

午後35　疼痛検査に用いるのはどれか。2 つ選べ。
　1．face scale
　2．GCS
　3．mRS
　4．MTS〈Modified Tardieu Scale〉
　5．NRS

午後36　全身持久力トレーニングの効果で正しい
　　　　のはどれか。2 つ選べ。
　1．最大心拍出量は減少する。
　2．末梢血管抵抗は増加する。
　3．最大酸素摂取量は増加する。
　4．同じ運動強度での換気量は減少する。
　5．嫌気性代謝閾値が出現する運動強度が低下す
　　　る。

午後37　嚥下反射が惹起された瞬間の食物の流れ
　　　　を観察できる検査法はどれか。
　1．食物テスト
　2．嚥下造影検査
　3．嚥下内視鏡検査
　4．改訂水飲みテスト
　5．反復唾液嚥下テスト

午後38　新型コロナウイルス（COVID-19）による肺炎後の患者に呼吸機能検査を行ったところ、努力性肺活量は 5.00L で、1秒率は 80% であった。年齢、性別、体格をもとに計算した1秒量の予測値が 3.46L であるとき、%一秒量（%FEV1）で正しいのはどれか。

1．76%
2．86%
3．96%
4．106%
5．116%

午後39　視覚の代償を利用する運動療法はどれか。

1．PNF
2．緊縛帯法
3．重り負荷法
4．Frenkel 体操
5．不安定板を用いた練習

午後40　関節と生じやすい脱臼の組合せで正しいのはどれか。

1．胸鎖関節 —— 後方脱臼
2．肩関節 —— 後方脱臼
3．肘関節 —— 後方脱臼
4．股関節 —— 前方脱臼
5．足関節 —— 前方脱臼

午後41　腰椎椎間板ヘルニアの保存療法後の理学療法で誤っているのはどれか。

1．四つ這い位で一側下肢を挙上する。
2．腸腰筋の短縮がある場合は伸張する。
3．端座位で骨盤の前後傾運動をゆっくり行う。
4．就寝時は側臥位で腰椎伸展位をとるよう指導する。
5．パピーポジションで腰椎伸展位をとるよう指導する。

午後42　脳卒中片麻痺の理学療法で正しいのはどれか。

1．装具は機能回復を阻害する。
2．CPM は下肢の分離運動を促通する。
3．立位練習は装具が完成してから開始する。
4．トレッドミル歩行練習で歩行速度が向上する。
5．歩行練習は座位保持が可能になってから開始する。

午後43　温熱療法を避けるべき疾患はどれか。

1．多発性筋炎
2．Parkinson 病
3．視神経脊髄炎
4．亜急性連合性脊髄変性症
5．Charcot － Marie － Tooth 病

午後44　重症筋無力症で正しいのはどれか。

1．過用に注意して運動は漸増負荷とする。
2．日内変動として午前中に症状が悪化する。
3．低頻度連続刺激の筋電図で waxing 現象がみられる。
4．運動神経末端からのアセチルコリン放出が障害される。
5．クリーゼによる呼吸症状悪化は閉塞性換気障害で起こる。

午後45　ICF コアセットについて正しいのはどれか。

1．一般セットと包括セットの2種類がある。
2．一般セットは簡素な評価の際に対応する。
3．包括セットは ICF の全コードを評価する。
4．国際疾病分類（ICD）と同様の目的で使用される。
5．現在開発されているコアセットの1つに脳卒中用がある。

午後46　心臓リハビリテーションにおいて有酸素運動が勧められる理由として正しいのはどれか。

1．乳酸の蓄積
2．除脂肪体重の増加
3．交感神経活動の亢進
4．HDL コレステロールの増加
5．血中カテコラミンの著しい増加

午後47　乳癌術後の上肢リンパ浮腫（病期分類Ⅱ期）の日常生活指導として適切なのはどれか。

1．水分摂取を制限する。
2．熱い温度で入浴をする。
3．患肢の皮膚の保湿をする。
4．患肢のむだ毛を処理する。
5．上腕を締め付けるような服を着る。

午後48 発症が労働衛生環境に関連しないのはどれか。

1．じん肺
2．腰痛症
3．頸肩腕症候群
4．レイノー症候群
5．大腿骨頭すべり症

午後49 地域リハビリテーションについて正しいのはどれか。

1．地域で生活する高齢者のみを対象とする。
2．訪問リハビリテーションと同じ意味である。
3．基本理念にソーシャル・インテグレーションがある。
4．対象者への教育・啓発活動も具体的な取り組みに含まれる。
5．CBR〈Community-Based Rehabilitation〉マトリクスは日本で作成された。

午後50 通所リハビリテーションで正しいのはどれか。

1．他の利用者との交流が少ない。
2．利用者は主に要介護認定を受けた高齢者である。
3．家族の身体的・精神的負担の軽減が主目的である。
4．利用者150名に対し1名の理学療法士の配置が必要である。
5．日常生活の自立を助けるために必要なリハビリテーションを行う。

●●●●●第 58 回 問題●●●●●

午前1　Daniels らの徒手筋力テストで股関節外転の段階 3 の測定をする際、図のような代償がみられた。代償動作を生じさせている筋はどれか。2 つ選べ。

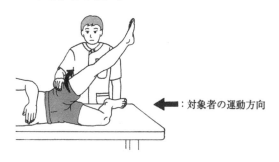

←：対象者の運動方向

1．大腰筋
2．中間広筋
3．腸骨筋
4．半腱様筋
5．半膜様筋

午前2　立位姿勢から膝関節を屈曲し、体幹を前傾させて静止した姿勢を図に示す。床反力ベクトルの作用線の向きが正しいのはどれか。ただし、矢印は力の向き、点線はその延長線を示す。

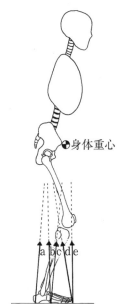

●身体重心

a b c d e

1．a
2．b
3．c
4．d
5．e

午前3　82 歳の女性。高血圧と糖尿病の治療を長期にわたり行っている。徐々に歩行障害がみられるようになり、転倒することが多くなった。頭部 MRI の FLAIR 像を示す。画像所見で考えられるのはどれか。

1．視床出血
2．硬膜下血腫
3．くも膜下出血
4．正常圧水頭症
5．多発性脳梗塞

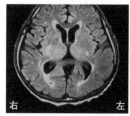
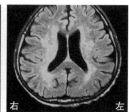

右　　　左　右　　　左

午前4　NICU に入院中の低出生体重児。在胎週数 30 週。腹臥位での姿勢を図に示す。この児に対するポジショニングとして適切な肢位はどれか。2 つ選べ。

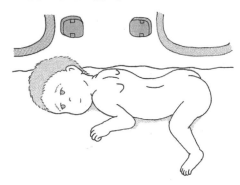

1．頭部伸展位
2．体幹伸展位
3．肩甲帯前方突出位
4．肩関節外転位
5．股関節内外転中間位

午前5 66歳の男性。左下腿切断。30年前からの2型糖尿病で左下肢の閉塞性動脈硬化症のため切断し、下腿義足を製作した。この下腿義足ソケットの種類はどれか。

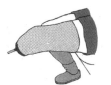

ライナーを装着した　　ソケット前方　　ソケット内部
断端肢

1．KBM式
2．PTB式
3．TSB式
4．吸着式
5．在来式

午前6 Aから照射される極超短波の強度はBの何%か。ただし、cos 30° = 0.866とする。なお、小数点以下の数値が得られた場合には、小数点以下第2位を四捨五入すること。

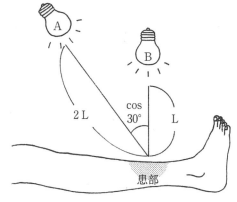

1．10.8 %
2．21.7 %
3．43.3 %
4．86.6 %
5．173.2 %

午前7 両眼を強く閉眼するよう指示したところ、左側の兎眼が認められた。同じ脳神経の障害で生じる症状はどれか。

  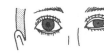

1．右方視したときの様子　　2．普通に開眼した
　　　　　　　　　　　　　　　ときの様子

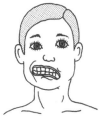 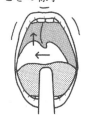

3．歯をむき出しにした　　4．「アー」と発生し
　　ときの様子　　　　　　　たときの軟口蓋と
　　　　　　　　　　　　　　咽頭後壁の様子

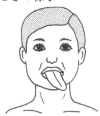

5．舌をまっすぐ出したときの様子

午前8 53歳の女性。自転車走行中に転倒受傷し、鎖骨骨幹部骨折に対して観血的整復固定術が施行された。術後のエックス線写真を示す。術後翌日の患側の理学療法で正しいのはどれか。
1．手指運動を行う。
2．患部に超音波療法を行う。
3．肩関節挙上の等張性運動を行う。
4．全身の安静のためベッド上で行う。
5．他動で肩関節の可動域練習を行う。

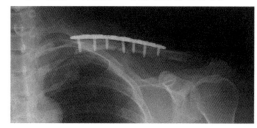

左

午前9　55歳の女性。趣味でジョギングを行って
　　　いる。変形性膝関節症に対して手術療法が行
　　　われた。術後のエックス線写真を示す。術後
　　　の理学療法で正しいのはどれか。

1．金属を抜いてからスポーツ復帰する。
2．骨癒合が得られるまで完全免荷とする。
3．術後から外側が高い楔状足底挿板を使用する。
4．術後早期から大腿四頭筋の筋力増強運動を行
　　う。
5．術後2週の安静後に患側膝関節の可動域練習
　　を開始する。

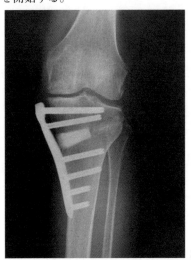

左

午前10　60歳の女性。図のような状態で右中指の
　　　　使いづらさを訴え受診した。自動関節可動域
　　　　角度は、DIP屈曲45°、伸展30°、PIP屈曲
　　　　90°、伸展－45°、MP屈曲80°、伸展0°であっ
　　　　た。この指の変形はどれか。

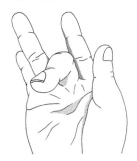

1．Z変形
2．鉤爪変形
3．ボタン穴変形
4．Krukenberg変形
5．スワンネック変形

午前11　頸髄損傷者の起き上がり動作を図に示す。
　　　　Zancolliの四肢麻痺上肢機能分類における最
　　　　も上位の機能残存レベルはどれか。

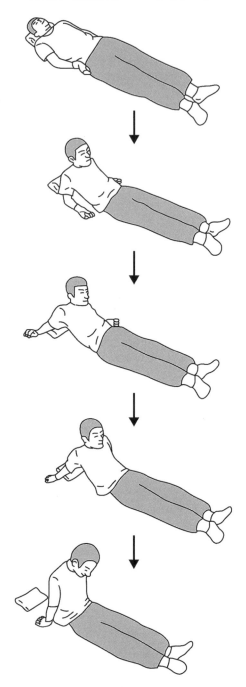

1．C5A
2．C5B
3．C6A
4．C6BⅡ
5．C7A

午前12 5歳6か月の男児。脳性麻痺。歩行補助具を用いず屋外歩行が可能であるが、階段昇降時は手すりを必要とする。GMFCS のレベルはどれか。

1．Ⅰ
2．Ⅱ
3．Ⅲ
4．Ⅳ
5．Ⅴ

午前13 80歳の男性。両膝痛のため、自宅内で自走用標準型車椅子を使用することとなったが、廊下幅が狭く、方向転換ができないと相談があった。現在使用している車椅子で180度方向転換が可能となる最小の廊下幅は何cmか。ただし、使用する車椅子は全幅70cm、全長120cm とする。

1．90
2．120
3．140
4．180
5．200

午前14 42歳の女性。3か月前に手足がしびれるようになり、1か月前から手足の脱力を自覚した。神経内科を受診し慢性炎症性脱髄性多発ニューロパチーと診断され、ステロイド療法が開始された。筋電図検査所見として正しいのはどれか。

1．誘発筋電図で伝導速度が低下する。
2．誘発筋電図でF波の潜時が短縮する。
3．針筋電図で低振幅・短持続電位波形が出現する。
4．誘発筋電図の反復刺激試験で waning（M波の振幅が漸減）を認める。
5．誘発筋電図の反復刺激試験で waxing（M波の振幅が漸増）を認める。

午前15 67歳の男性。Parkinson 病。発症後5年経過。Hoehn&Yahr の重症度分類ステージⅢ。四肢に中等度の筋強剛を認めるが、筋力や関節可動域に明らかな問題はない。歩行場面では、開始後しばらくして小刻み歩行で小走りとなり、会話しながらだとそれが顕著となる。腰掛けるために椅子に近づくと、すくみ足がみられる。この患者の歩行障害への対応で適切なのはどれか。

1．狭い場所を歩く。
2．直線上を継ぎ足で歩く。
3．長下肢装具を用いて歩く。
4．認知課題を追加しながら歩く。
5．リズミカルな繰り返しの聴覚刺激を用いて歩く。

午前16 80歳の女性。左片麻痺。夫と自宅で2人暮らし。ベッドから車椅子への移乗は夫に手を添えてもらう程度で可能だが、車椅子からベッドへの移乗では立ち上がる際に腰を引き上げてもらう。FIM の移乗動作は何点か。

1．6点
2．5点
3．4点
4．3点
5．2点

午前17 75歳の男性。2型糖尿病でインスリン療法中。腎症、高血圧症および増殖前網膜症を合併しており、週3回血液透析と理学療法のため外来通院している。運動療法で正しいのはどれか。

1．透析日の運動は禁忌である。
2．HbA1c の値で運動強度を決定する。
3．運動前に口渇が改善するまで飲水を促す。
4．倦怠感を訴えるときは低血糖症状の可能性がある。
5．運動療法の主目的はインスリン分泌能の改善である。

午前18 78歳の男性。COPDによるⅡ型呼吸不全。安静時および運動時に1L/分の在宅酸素療法を導入している。理学療法士による患者指導として正しいのはどれか。

1. 上肢の挙上動作を反復して行うように指導する。
2. 吸気時間を延長するために口すぼめ呼吸を指導する。
3. 呼吸困難に応じて酸素流量を増量するように指導する。
4. 体調や呼吸器症状の日誌への記録をもとに生活指導を行う。
5. 主に心理的なリラックスを得るためにリラクセーションを指導する。

午前19 68歳の女性。NYHA心機能分類classⅢの僧帽弁閉鎖不全症に対して経皮的僧帽弁形成術を受け、術後経過良好で退院することになった。退院時の運動機能評価として適切なのはどれか。

1. クリニカルシナリオ分類
2. マスターシングルテスト
3. Nohria-Stevenson分類
4. ハンドグリップテスト
5. 6分間歩行テスト

午前20 74歳の女性。変形性膝関節症に対して人工膝関節全置換術が行われた。術後に使用するCPM装置で正しいのはどれか。

1. 筋力増強を目的としている。
2. 徐々に屈曲角度を大きくする。
3. できるだけ速い速度で関節運動を行う。
4. CPM装置の動きに抵抗するように力をかける。
5. CPM装置は決められたアーム長のものを使用する。

午前21 ICFの評価点で正しいのはどれか。

1. 心身機能の第一評価点は障害の性質を示す。
2. 身体構造の第二評価点は障害の部位を示す。
3. 活動と参加の第一評価点は実行状況での困難度を示す。
4. 活動と参加の第二評価点は支援ありでの能力の困難度を示す。
5. 環境因子の第一評価点の＋記号は阻害因子を示す。

午前22 理学療法実施時のインフォームドコンセントで適切なのはどれか。

1. 専門用語で説明する。
2. 患者の同意内容は文書で保存する。
3. 患者の要求があってから説明する。
4. 判断能力に関わらず患者の決定が優先される。
5. 患者は正当な理由がなければ同意を撤回できない。

午前23 観察的研究を研究デザインとするのはどれか。2つ選べ。

1. コホート研究
2. メタアナリシス
3. 無作為化比較対照試験
4. ケースコントロール研究
5. システマティックレビュー

午前24 IADLに含まれるのはどれか。

1. 顔を洗う。
2. 靴下をはく。
3. 寝返りをする。
4. シャワーを浴びる。
5. 食事の準備を行う。

午前25 厚生労働省「健康づくりのための身体活動基準2013」で、強度が4METs以上となる運動の例はどれか。

1. 皿洗い
2. ピアノの演奏
3. ラジオ体操第1
4. 植物への水やり
5. 子供を抱えながら立つ

午前26 筋収縮で正しいのはどれか。

1. 骨格筋の最大収縮時には筋細胞の長さが約10%短くなる。
2. アクチンフィラメントはミオシンフィラメントより太い。
3. 筋小胞体からのK^+放出により筋収縮が開始される。
4. ATPを分解する酵素はアクチンに存在する。
5. 筋収縮時にH帯は短くなる。

午前27　感覚神経のみの脳神経はどれか。2つ選べ。
　1．第Ⅱ脳神経
　2．第Ⅳ脳神経
　3．第Ⅵ脳神経
　4．第Ⅷ脳神経
　5．第Ⅹ脳神経

午前28　関節可動域測定法（日本整形外科学会、日本リハビリテーション医学会基準による）で測定する運動方向と移動軸の組合せで正しいのはどれか。
　1．股屈曲・伸展 ——— 大腿骨
　2．股外転・内転 ——— 下腿中央線
　3．膝屈曲・伸展 ——— 脛　骨
　4．足背屈・底屈 ——— 第1中足骨
　5．足部外転・内転 —— 第2・3中足骨の間の中央線

午前29　錐体路徴候はどれか。
　1．膝蓋腱反射低下
　2．深部感覚鈍麻
　3．腹壁反射消失
　4．筋緊張低下
　5．ジストニア

午前30　足関節内反捻挫後に筋力増強運動を行う下肢の筋で、再発予防に最も有効なのはどれか。
　1．下腿三頭筋
　2．後脛骨筋
　3．前脛骨筋
　4．長指屈筋
　5．長腓骨筋

午前31　関節可動域測定法（日本整形外科学会、日本リハビリテーション医学会基準による）で、足・足部の参考可動域角度が 30° である運動方向はどれか。
　1．外　転
　2．内　転
　3．内がえし
　4．外がえし
　5．背屈（伸展）

午前32　脊髄小脳変性症の運動失調を評価するのはどれか。
　1．BADS
　2．EDSS〈Expanded Disability Status Scale〉
　3．QMG score〈Quantitative Myasthenia Gravis score〉
　4．SARA
　5．UPDRS

午前33　腱板損傷の検査で正しいのはどれか。
　1．Chair テスト
　2．Jackson テスト
　3．Spurling テスト
　4．Thomsen テスト
　5．Drop arm テスト

午前34　静的立位で下腿義足の足部外側が床から浮き上がった。原因はどれか。
　1．後方バンパーが硬すぎる。
　2．初期屈曲角が大きすぎる。
　3．初期内転角が大きすぎる。
　4．足部のトウブレークの位置が近位すぎる。
　5．足部に対しソケットが後方に位置しすぎている。

午前35　脊髄損傷で異所性化骨の好発部位はどれか。
　1．肩関節
　2．肘関節
　3．手関節
　4．股関節
　5．足関節

午前36　2010 年に定められたアメリカリウマチ学会とヨーロッパリウマチ学会との合同による関節リウマチ分類基準に含まれないのはどれか。
　1．炎症反応
　2．自己抗体
　3．罹患期間
　4．朝のこわばり
　5．腫脹または圧痛のある関節数

午前37 胸郭出口症候群で陽性となる検査はどれか。

1. Jerk テスト
2. Kemp テスト
3. McMurray テスト
4. Roos テスト
5. Thomsen テスト

午前38 筋力増強運動で正しいのはどれか。

1. 等運動性運動は徒手的に行う。
2. 等尺性運動は関節運動を伴う。
3. 等張性運動では関節運動の速度を調整する。
4. 閉鎖性連鎖運動は複数筋の筋力増強に適している。
5. 開放性連鎖運動は四肢末端が地面に接した状態で行う。

午前39 健常者に自転車エルゴメータを用いて中等度の運動負荷を20分間行った。運動開始前と比べて低下するのはどれか。

1. 経皮的動脈血酸素飽和度
2. 末梢血管抵抗
3. 収縮期血圧
4. 心拍数
5. 体温

午前40 手背に生じた慢性期の熱傷後瘢痕拘縮に対する理学療法として正しいのはどれか。2つ選べ。

1. 圧迫療法
2. 寒冷療法
3. 神経筋電気刺激療法
4. コックアップ・スプリント
5. 手指屈曲の関節可動域練習

午前41 腹圧性尿失禁で正しいのはどれか。

1. 痩身に多い。
2. 男性に多い。
3. 膀胱の収縮を伴う。
4. 持続的に失禁が生じる。
5. 骨盤底筋体操は有効である。

午前42 摂食嚥下障害の病態と手技の組合せで正しいのはどれか。

1. 鼻咽腔の閉鎖不全 ——— Shaker（シャキア）法
2. 梨状窩の食物残留 ——— うなずき嚥下
3. 喉頭蓋谷の食物残留 —— 横向き嚥下
4. 食道入口部の開大不全 — Mendelsohn 手技
5. 舌骨上筋群の筋力低下 — 輪状咽頭筋
　　　　　　　　　　　　　　バルーン拡張法

午前43 アキレス腱周囲炎で正しいのはどれか。

1. 男性に多い。
2. 手術療法が第一選択となる。
3. 成人よりも小児で多くみられる。
4. Thompson テストが陽性となる。
5. つま先部を高くした足底板が有効である。

午前44 呼吸性アシドーシスはどれか。

	pH	PCO_2 (mmHg)	HCO_3^- (mEq/L)
1	7.30	25	15
2	7.40	25	15
3	7.25	55	30
4	7.35	40	30
5	7.45	45	35

午前45 Guillain-Barré 症候群の治療で正しいのはどれか。

1. ステロイド投与が第一選択である。
2. 筋力低下の進行期には関節可動域練習より筋力増強運動を優先する。
3. 人工呼吸管理の場合、早期から胸郭ストレッチを行う。
4. 筋力低下の進行が停止すれば、早期から漸増抵抗運動を開始する。
5. 約半数が発症6か月後の歩行障害に長下肢装具を必要とする。

午前46 CBR マトリクスの5つの主要領域に含まれないのはどれか。

1. 教育
2. 社会
3. 保健
4. ユニバーサルデザイン
5. エンパワメント〈empowerment〉

午前47 普通型電動車椅子の装置で正しいのはどれか。

1．操縦装置は上肢に限定される。
2．前輪駆動のものが標準的である。
3．手動操作に切り替える機構はない。
4．操縦装置で進む方向のみ操作できる。
5．操縦装置から手を離すとブレーキがかかる。

午前48 介護保険制度の福祉用具貸与品目はどれか。

1．腰掛便座
2．特殊寝台
3．短下肢装具
4．シャワーチェア
5．携帯用会話補助装置

午前49 安全対策に関する理論である Heinrich の法則で正しいのはどれか。

1．医療安全に特化した法則である。
2．ばらつきの法則と呼ばれている。
3．有害事象を5段階で示している。
4．1つの重大な事故に対して多数の軽微な事故が発生している。
5．重要な20%が全体の方向性を決定しているという法則である。

午前50 SOAP で正しいのはどれか。

1．Sには患者の評価結果を記載する。
2．Oには患者の訴えを記載する。
3．Aには治療プログラムを記載する。
4．Pには評価結果の解釈を記載する。
5．問題指向型の診療記録である。

午後1 Daniels らの徒手筋力テストにおける肩甲下筋のテストで正しいのはどれか。

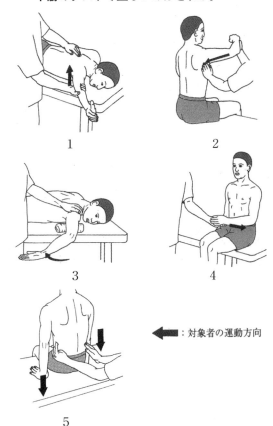

：対象者の運動方向

午後2 心電図波形を示す。特徴として正しいのはどれか。

1．洞調律である。
2．持続頻拍である。
3．ST上昇を認める。
4．心室期外収縮を認める。
5．Ⅲ度房室ブロックである。

25 mm/s

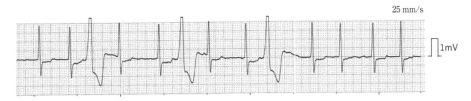

1mV

午後3　80歳の男性。胸部CTを示す。この患者で低下が予想されるのはどれか。

1．1秒率
2．残気量
3．気道抵抗
4．全肺気量
5．肺コンプライアンス

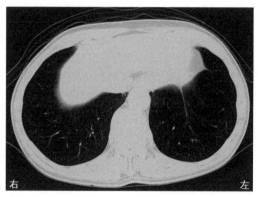

午後4　Down症候群が示す特徴的な姿勢はどれか。

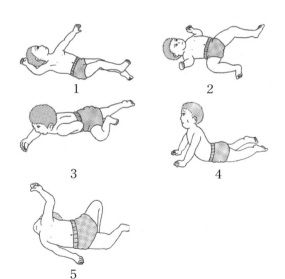

午後5　左大腿義足歩行の右立脚中期に図のような現象が観察された。原因はどれか。

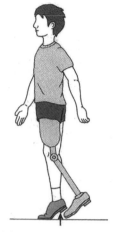

1．義足が長すぎる。
2．後方バンパーが弱すぎる。
3．ソケットの初期内転角が大きすぎる。
4．切断側の股関節外転筋力が不足している。
5．切断側の股関節伸展可動域が制限されている。

次の文により、6、7の問いに答えよ。

75歳の男性。一人暮らし。歩行時のふらつきを主訴に来院した。以前から食事が不規則で、5日前から食事を摂らなくなった。上肢に明らかな異常はないが、下肢筋力はMMT4レベルで、下肢遠位優位のしびれ感がある。膝蓋腱反射は亢進しているが、アキレス腱反射は低下し、Babinski反射は陽性だった。眼振は認めない。血清ビタミンB_{12}の低下を認めた。重心動揺検査結果を示す。

午後6　可能性が高い疾患はどれか。

1．皮膚筋炎
2．Shy-Drager症候群
3．筋萎縮性側索硬化症
4．ポストポリオ症候群
5．亜急性連合性脊髄変性症

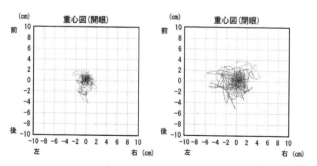

午後7　この患者の左右へのバランス障害に対する踵の補正で適切なのはどれか。

1．SACH ヒール
2．Thomas ヒール
3．外側フレアヒール
4．逆 Thomas ヒール
5．内側ウェッジヒール

午後8　6歳の女児。公園で転倒し、骨折の診断で同日緊急手術を受けた。術後のエックス線写真を示す。術後の患側上肢の理学療法で正しいのはどれか。

1．術後1週で筋力増強運動を開始する。
2．肘関節の運動は自動より他動を優先する。
3．術後2週で肩関節の可動域練習を開始する。
4．仮骨形成してから肘関節の可動域練習を開始する。
5．術後翌日に急激な痛みがあっても手指運動を行う。

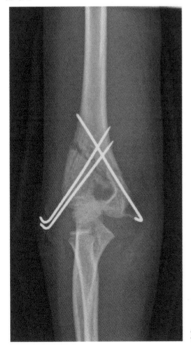

左

午後9　図のような所見において考えられるのはどれか。

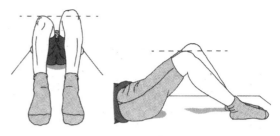

1．仙腸関節機能不全
2．右股関節脱臼
3．右膝蓋骨脱臼
4．右半月板損傷
5．右後十字靱帯損傷

午後10　67歳の男性。両下肢に脊髄後索性運動失調がみられる。座位で図のように床に記された複数の足形に対し、目で確認しながら自身の足を移動するよう指示した。この運動はどれか。

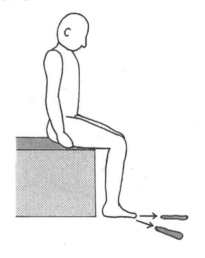

1．Böhler 体操
2．Buerger-Allen 体操
3．Frenkel 体操
4．McKenzie 体操
5．Williams 体操

午後11 80歳の男性。脳梗塞による右片麻痺。Brunnstrom 法ステージは上肢 II、下肢 III。下肢の随意運動は分離運動がわずかに認められる程度である。歩行は T 字杖と短下肢装具を使用して自宅内移動が可能である。ADL 指導で最も適切なのはどれか。

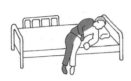

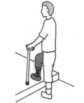

1. ベッドで起き上がる

2. 低い段を昇る

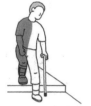
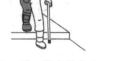

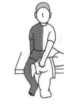

3. 低い段を降りる

4. ズボンを履く

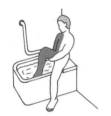

5. 浴槽に入る

午後12 標準的な体格の成人における松葉杖の調整で正しいのはどれか。

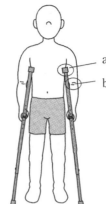

a. 腋窩から横木までの距離
b. 肘の屈曲角度

	a	b
1	1 横指	10 度
2	1 横指	45 度
3	3 横指	30 度
4	3 横指	45 度
5	5 横指	30 度

午後13 45歳の女性。身長155cm、体重60kg。3 METs 程度の歩行速度で 1 時間歩いた場合の消費カロリー量に最も近いのはどれか。ただし、ウォーキングで消費するカロリー（kcal）を 1.05 × METs × 時間(H) × 体重(kg) とする。

1. 190 kcal
2. 230 kcal
3. 270 kcal
4. 310 kcal
5. 350 kcal

午後14 68歳の男性。5 年前に Parkinson 病と診断された。現在、両手に安静時振戦、両側上下肢に中等度の筋強剛を認める。「最近、歩いているときに足が出にくく、バランスを崩して転びそうになることが増えてきた」との訴えがある。日常生活は自立しているが、屋外歩行時には転倒への不安があるため外出を控えている。この患者の Hoehn & Yahr の重症度分類ステージはどれか。

1. I
2. II
3. III
4. IV
5. V

午後15 58歳の男性。脳卒中による左片麻痺。Brunnstrom 法ステージ上肢Ⅳ、手指Ⅲ、下肢Ⅳ。麻痺側の位置覚検査を行う際の患者への指示で適切なのはどれか。
1.「掌を上に向けて、両腕を水平に保ってください」
2.「左腕を動かしますので、右腕でまねをしてください」
3.「左足の親指を動かします。何回動いたか答えてください」
4.「右膝を曲げますので、左脚を同じように曲げてください」
5.「左手の親指が手の甲の方へ動いたら"上"、掌の方へ動いたら"下"と答えてください」

午後16 18歳の男子。野球肘の診断で理学療法を行うこととなった。上肢の関節可動域測定法（日本整形外科学会、日本リハビリテーション医学会基準による）の運動と測定肢位の組合せで正しいのはどれか。2つ選べ。
1. 肩屈曲・伸展 ―――― 前腕回外位
2. 肩外旋・内旋 ―――― 前腕回内位
3. 肘屈曲・伸展 ―――― 前腕回外位
4. 前腕回内・回外 ――― 肘90度屈曲位
5. 手屈曲・伸展 ―――― 前腕回内位

午後17 44歳の女性。3年前に全身型重症筋無力症と診断され、拡大胸腺摘出術を受けた。現在ステロイド内服治療を継続し、定期的にγグロブリン大量静注療法を受けている。この患者の理学療法で正しいのはどれか。
1. 血清CK値を指標に運動量を調整する。
2. 筋力増強には過用に注意し漸増負荷で実施する。
3. 筋緊張亢進に対してボツリヌス毒素療法を考慮する。
4. クリーゼのときには閉塞性換気障害を念頭に入れる。
5. 体温上昇で神経症状が増悪するため環境温に注意する。

午後18 46歳の男性。右中葉肺がん。入院して化学療法と放射線療法を行い、来月に胸腔鏡下肺部分切除術を予定している。6分間歩行距離は560 mで、経皮的動脈血酸素飽和度は95%以上に保たれ、ADLは全て自立している。正しいのはどれか
1. 術前から咳嗽練習を行う。
2. 術前から上部胸式呼吸の練習を行う。
3. 術前はベッド上の安静に努める。
4. 術後1週はベッド上での体位排痰法を中心に行う。
5. 術後3か月は修正Borg指数で2程度の運動療法を行う。

午後19 16歳の女子。バスケットボールの試合中に受傷した。同日病院を受診し、左足関節外側靱帯損傷と診断され、理学療法を行う方針となった。急性期の対応で正しいのはどれか。
1. 受傷日から患部の安静目的に固定を行う。
2. 受傷日から積極的に患側足関節の可動域練習を行う。
3. 受傷日から炎症を抑えるために入浴など血液循環を促す。
4. 受傷翌日から試合に参加できるよう鎮痛薬を飲むように勧める。
5. 受傷から3日間は氷水で冷やし続ける。

午後20 85歳の女性。右大腿骨頸部骨折のため入院し、人工骨頭置換術を行った。医師の診療録には、術後の経過は順調であるが、重度の右耳難聴と中等度の認知症があるとの記載があった。臨床実習での情報収集の方法として誤っているのはどれか。
1. 情報収集は一方的に行う。
2. 患者の左側から声をかける。
3. 患者への質問事項は紙に書く。
4. 家屋状況は同居家族からも聴取する。
5. 生年月日は患者本人と診療録の両方で確認する。

午後21 介護保険制度で第2号被保険者がサービス利用可能となるのはどれか。
1．多発性硬化症
2．統合失調症
3．腱板損傷
4．白内障
5．末期癌

午後22 個人情報の保護に関する法律〈個人情報保護法〉で個人情報として扱わないのはどれか。
1．血液型
2．氏　名
3．生年月日
4．電話番号
5．メールアドレス

午後23 歩行周期の中で単脚支持となるのはどれか。2つ選べ。
1．初期接地
2．荷重応答期
3．立脚中期
4．立脚終期
5．前遊脚期

午後24 頭痛を感じる痛覚受容器が存在しないのはどれか。
1．硬　膜
2．脳動脈
3．脳軟膜
4．頭蓋骨膜
5．大脳皮質

午後25 一次予防で正しいのはどれか。
1．高血圧に対する薬物療法
2．糖尿病に対する運動療法
3．内視鏡検査による胃がん検診
4．骨折経験のある高齢者に対する再発予防
5．健康な高齢者に対する転倒予防の講演会開催

午後26 救急措置で正しいのはどれか。
1．傷病者を発見した場合は一目散に駆け寄る。
2．傷病者の体をゆすって反応の有無を確認する。
3．応援者への最初の依頼はAEDの手配である。
4．気道異物を探してから胸骨圧迫を開始する。
5．胸骨圧迫は100〜120回/分を目安に行う。

午後27 Danielsらの徒手筋力テストの検査肢位において、膝関節の伸展と屈曲が同じになる段階はどれか。
1．段階1
2．段階2
3．段階3
4．段階4
5．段階5

午後28 GCSの評定で正しいのはどれか。
1．E2は痛み刺激で眼を開ける。
2．E3は自発的に眼を開けている。
3．V4は日時や場所を言うことができる。
4．M4は痛み刺激に対して手を払いのける。
5．M5は指示に従って手を動かせる。

午後29 脊髄損傷者（完全麻痺）が両側の短下肢装具と杖によって安全に屋外歩行が可能となる最も上位の機能残存レベルはどれか。
1．Th6
2．Th10
3．L2
4．L4
5．S1

午後30 健常成人の血圧で正しいのはどれか。
1．Korotkoff音が聞こえなくなった時点での圧を収縮期血圧とする。
2．触診法では聴診法に比べて収縮期血圧が高く測定される。
3．平均血圧は拡張期血圧に脈圧の1/3を加えて求める。
4．足関節上腕血圧比の基準値は0.75〜0.9である。
5．収縮期血圧は朝より夕方の方が低くなる。

午後31 PTB式下腿義足のソケットにおける荷重部位で正しいのはどれか。
1．脛骨稜
2．脛骨粗面
3．脛骨末端
4．脛骨前内側面
5．脛骨顆部隆起部

午後32　骨壊死を合併しやすい骨折はどれか。
1．鎖骨遠位部骨折
2．上腕骨外科頸骨折
3．中手骨骨幹部骨折
4．大腿骨頸部骨折
5．膝蓋骨骨折

午後33　上肢・下肢の Brunnstrom 法ステージとテスト動作の組合せで正しいのはどれか。
1．上肢Ⅳ ── 座位にて肘伸展位で前腕を回内・回外する。
2．上肢Ⅴ ── 座位にて肘伸展位で前方水平位に上げる。
3．下肢Ⅳ ── 座位にて股関節・膝関節・足関節を同時に屈曲する。
4．下肢Ⅴ ── 立位にて股伸展位で膝関節のみ屈曲する。
5．下肢Ⅵ ── 立位にて膝伸展位で足関節のみ屈曲する。

午後34　Duchenne 型筋ジストロフィーで正しいのはどれか。
1．知的障害はまれである。
2．筋萎縮は遠位筋から始まる。
3．発症初期から関節拘縮が生じやすい。
4．5歳ごろまでに歩行不能になることが多い。
5．筋力低下が進行すれば Gowers 徴候がみられる。

午後35　広範囲Ⅲ度熱傷の受傷後12時間以内に生じやすいのはどれか。
1．集中治療室獲得性筋力低下〈ICU-AW〉
2．骨化性筋炎
3．肥厚性瘢痕
4．関節拘縮
5．浮　腫

午後36　高次脳機能障害と症候の組合せで正しいのはどれか。
1．観念失行 ─── 敬礼など単純な口頭指示に従った動作ができない。
2．純粋失読 ─── 文字を指でなぞっても読めない。
3．伝導失語 ─── 物品呼称ができない。
4．観念運動失行 ── 適切に道具を使用できない。
5．肢節運動失行 ── 習熟した行為の遂行が拙劣になる。

午後37　がん検診の実施が規定されているのはどれか。
1．介護保険法
2．健康増進法
3．生活保護法
4．障害者総合支援法
5．健康日本21（第二次）

午後38　装具と疾患の組合せで正しいのはどれか。
1．Williams 型装具 ─── 側弯症
2．Milwaukee 装具 ─── 腰部脊柱管狭窄症
3．交互歩行装具(RGO) ── 二分脊椎（機能残存レベル Th12）
4．Oppenheimer 型装具 ── 正中神経麻痺
5．スウェーデン式膝装具 ── 大腿神経麻痺

午後39　温熱の局所反応で正しいのはどれか。
1．加温によって血液の粘性が増加する。
2．Aδ 線維が C 線維よりも温度変化の影響を受けやすい。
3．組織温度が1℃上昇すると代謝率は2～3倍に増加する。
4．反射性血管拡張作用は加温部位の循環が増加する現象である。
5．組織温度が1℃上昇すると神経伝導速度は0.2 m/sec 増加する。

午後40　持久力に必要なエネルギー供給系の説明で正しいのはどれか。
1．ATP は大量に体内に保存できる。
2．解糖系の過程を TCA 回路という。
3．解糖系は無酸素性エネルギー供給系である。
4．酸化系は無酸素性エネルギー供給系である。
5．ATP-CP 系は有酸素性エネルギー供給系である。

午後41　Barthel Index で自立の場合、5点となる項目はどれか。2つ選べ。
1．更　衣
2．食　事
3．整　容
4．入　浴
5．排尿コントロール

午後42　腰椎椎間板ヘルニアで正しいのはどれか。
1．急性期から間欠牽引を行う。
2．急性期から硬性コルセットを使用する。
3．急性期の疼痛に対して体操療法を行う。
4．進行性の筋力低下があれば手術療法を考慮する。
5．腰への負担を減らすために数か月間のベッド上安静とする。

午後43　運動機能低下がある軽症の変形性膝関節症で、理学療法診療ガイドライン（日本理学療法士協会）で日常生活活動が改善する可能性があると示されている理学療法はどれか。2つ選べ。（採点除外）
1．干渉波療法
2．筋力増強運動
3．振動刺激療法
4．足底挿板療法
5．バランス練習

午後44　脊髄小脳変性症患者の四つ這いでのバランス練習で最も難易度が高いのはどれか。
1．一側下肢挙上
2．一側上肢挙上
3．対側上下肢挙上
4．同側上下肢挙上
5．四つ這い位保持

午後45　SF－36 の下位尺度はどれか。
1．体の痛み
2．環境因子
3．筋　力
4．睡眠の質
5．認知機能

午後46　1950 年代、北欧での知的障害者の人権改善運動の発端となった取り組みはどれか。
1．バリアフリー
2．ノーマライゼーション
3．ユニバーサルデザイン
4．ソーシャルインクルージョン
5．IL〈Independent Living〉運動

午後47　臨床実習中の守秘義務で正しいのはどれか。2つ選べ。
1．学生用パソコンのウイルス対策ソフトを実習前に最新のものに更新した。
2．患者の経過が記された報告書を同級生にメール添付し送信して相談した。
3．症例報告用のレジュメを実習終了後にシュレッダーで処分した。
4．実習生同士がファミリーレストランで担当症例の検討をした。
5．病院カルテの内容を自身のスマートフォンで撮影した。

午後48　介護予防事業の基本チェックリスト質問項目でないのはどれか。
1．「転倒に対する不安は大きいですか」
2．「15 分くらい続けて歩いていますか」
3．「この一年間に転んだことがありますか」
4．「何もつかまらずに床から立ち上がっていますか」
5．「階段を手すりや壁をつたわらずに昇っていますか」

午後49　理学療法士が行う院内感染対策として適切でないのはどれか。
1．手指衛生
2．感染経路の把握
3．ガウンテクニック
4．院内ガイドラインの遵守
5．感染者の病室の配置管理

午後50　検査と身体状況の組合せで正しいのはどれか。
1．BBS ── 体　格
2．FIM ── 呼吸機能
3．MMSE ── 平衡機能
4．NRS ── 疼　痛
5．VAS ── 認知機能

●●●●●第 59 回 問題●●●●●

午前1 30歳の女性。バドミントンの選手である。膝前十字靱帯損傷を予防するための指導で最も適切なのはどれか。

1. 後方重心を意識した動作を指導する。
2. 体幹浅層の筋力トレーニングを指導する。
3. 下肢遠位筋の協調性トレーニングを指導する。
4. ジャンプ着地時に膝が内反位にならないように指導する。
5. 静的な姿勢保持からバランストレーニングに進めるように指導する。

午前2 84歳の男性。心疾患の既往はない。転倒して右大腿骨近位部骨折を受傷し、緊急で骨接合術を受けた。翌日離床を目的に理学療法が処方されたが、右下腿の腫脹と圧痛を訴えている。最も優先的に確認すべき血液検査項目はどれか。

1. BNP
2. D ダイマー
3. HbA1c
4. PT−INR
5. SP−D

午前3 65歳の男性。入浴中、軽度の意識障害および左片麻痺が突然出現したため救急車で搬送された。救急外来到着時の頭部単純 CT を示す。考えられるのはどれか。

1. 慢性硬膜下血腫
2. くも膜下出血
3. 脳梗塞
4. 脳挫傷
5. 脳出血

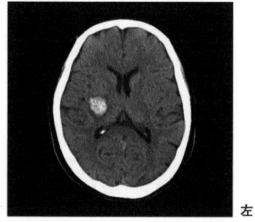

右　　　　　　　　左

午前4 50歳の女性。2日前に階段を下りた際に膝を捻った。その直後から左膝の痛みが続いているため受診した。左膝内側および膝窩部に痛みがあり、McMurray テスト陽性であった。エックス線写真では明らかな異常所見を認めない。次に確認すべき検査はどれか。

1. 関節造影
2. CT
3. MRI
4. PET〈positron emission tomography〉
5. SPECT〈single-photon emission computed tomography〉

午前5 73歳の男性。身長 170cm、体重 55kg。糖尿病でインスリン治療導入中。運動強度の決定のため自転車エルゴメーターを用いて、1分間に 20Watts 増加させるランプ負荷法で心肺運動負荷試験を行った。二酸化炭素排出量および酸素摂取量の変化のグラフを示す。指導すべき適切な運動強度はどれか。ただし、1MET の酸素摂取量は 3.5mL/min/kg とする。

1. 約 3 METs
2. 約 4 METs
3. 約 5 METs
4. 約 6 METs
5. 約 7 METs

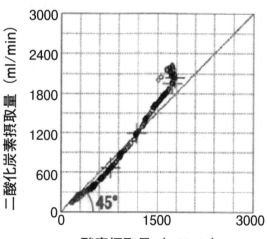

午前6　図のように検者が脛骨内縁をこすりおろす検査を実施した。該当する病的反射はどれか。

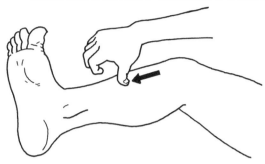

1．Babinski 反射
2．Chaddock 反射
3．Gonda 反射
4．Gordon 反射
5．Oppenheim 反射

午前7　関節可動域測定法（日本整形外科学会、日本リハビリテーション医学会基準 1995 年）に従って図のように肩関節の可動域を測定する。正しいのはどれか。

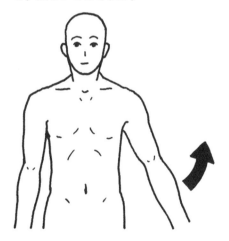

1．背臥位で測定する。
2．運動方向は屈曲である。
3．基本軸は上腕骨である。
4．参考可動域は135度である。
5．体幹側屈の代償運動に注意する。

午前8　イラストのように Daniels らの徒手筋力テストを実施した。正しいのはどれか。

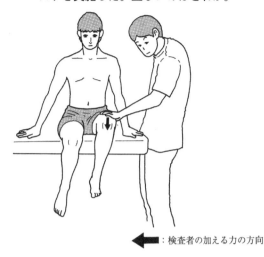

◀：検査者の加える力の方向

1．骨盤を後傾させて行う。
2．検査対象は縫工筋である。
3．対象筋の段階2のテストは背臥位で行う。
4．検査者が抵抗を加える部位は大腿遠位部である。
5．股関節外転外旋を伴った際は大腿筋膜張筋の代償を疑う。

午前9　50歳の男性。高所から転落し脳挫傷と診断された。入院直後から他者への配慮を欠く言動が多くみられた。家族によると、受傷前は几帳面で温厚な人物であったが、受傷後は著しく自己中心的で粗暴な言動が増え、このままでは同居は難しいとの訴えがあった。この患者に用いる検査で最も優先度が高いのはどれか。

1．ASIA
2．FAB
3．MMSE
4．Rey 複雑図形検査
5．SLTA

午前 10　70歳の女性。両側変形性膝関節症。外来通院中である。自宅における ADL は、FIM による評価で、2項目（歩行・車椅子および階段）は T 字杖を使用しての自立であったが、それ以外は補助具を使用せずに自立していた。コミュニケーション（理解、表出）や社会的認知（社会的交流、問題解決、記憶）は問題ない。FIM の点数はどれか。

1．118
2．120
3．122
4．124
5．126

午前 11　50歳の男性。左下腿切断。義足歩行練習中に左側の踵接地から立脚中期までに急激な膝屈曲が生じた。考えられる原因はどれか。2つ選べ。

1．足部が底屈しすぎている。
2．足部後方バンパーが硬すぎる。
3．ソケット初期屈曲角が大きすぎる。
4．ソケットが足部に対して後方すぎる。
5．ソケット初期内転角が不足している。

午前 12　図に示す姿勢のうち、労働災害予防を目的とした動作指導で適切な作業姿勢はどれか。

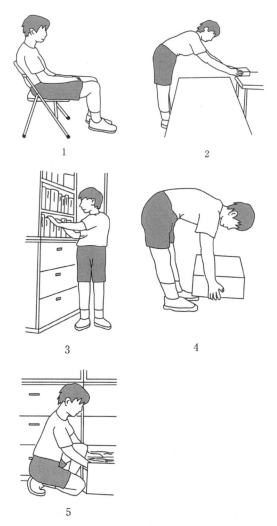

午前 13　36歳の男性。1週前、バイク運転中に転倒し左前腕を打撲した。その後、徐々に左手指の伸展が困難になった。左上肢の MMT は肘関節屈曲が 5、前腕回外が 2、手関節屈曲が 4、手関節伸展が 4、手指伸展が 1。左上肢の感覚障害は認めない。針筋電図検査では回外筋、総指伸筋および長母指伸筋で安静時に脱神経電位を認めた。障害されている神経はどれか。

1．尺骨神経
2．正中神経
3．橈骨神経
4．後骨間神経
5．前骨間神経

午前14　6歳の男児。二分脊椎。歩行時の様子を図に示す。予測される Sharrard の分類の上限はどれか。

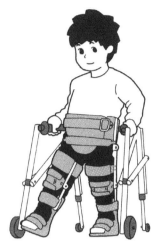

1．Ⅰ群
2．Ⅱ群
3．Ⅲ群
4．Ⅳ群
5．Ⅴ群

午前15　60歳の男性。内側型の変形性膝関節症に対して手術療法が行われた。術後のエックス線写真を示す。骨癒合を促進させるために最も優先度が高い治療法はどれか。

1．温熱療法
2．牽引療法
3．超音波療法
4．電気刺激療法
5．電磁波療法

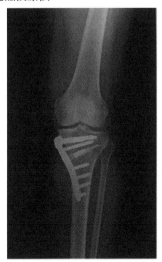

左

午前16　2歳3か月の女児。出生時に頭蓋内出血を合併し脳性麻痺と診断された。現在、四肢の筋緊張は低下し、姿勢や動きの中で両下肢の筋緊張が亢進する。両上肢にアテトーゼ様の動きがあり ADL は全介助である。両上肢で支持して座位が1分程度は可能である。発達歴は、頸定：10か月、寝返り：1歳2か月、ずり這い：1歳5か月。現時点で最も必要な補装具はどれか。

1．歩行器
2．靴型装具
3．電動車椅子
4．座位保持装置
5．普通型車椅子

午前17　76歳の男性。左足関節の痛みに対して手術療法が行われた。術後エックス線写真を示す。術後の理学療法で正しいのはどれか。

1．術直後から荷重を開始する。
2．疼痛軽減のため電磁波療法を行う。
3．膝関節可動域練習を積極的に行う。
4．外固定が外れたら足指可動域練習を開始する。
5．内固定破損の可能性があるため骨癒合が得られるまで短下肢装具を使用する。

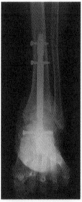

左

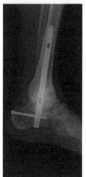

後　　　前

午前18 74歳の女性。脳梗塞による左片麻痺。発症後3か月。平行棒内立位保持練習では重心が左側に偏り、平行棒に骨盤が寄りかかるような姿勢を呈する。この症状を改善するための理学療法で正しいのはどれか。

1. 骨盤を左から右方向へ押す。
2. 右上肢で前方向へのリーチ運動を行わせる。
3. 前方に鏡を置き立位姿勢の傾きを認識させる。
4. 左下肢に膝装具を装着し立位保持練習を行う。
5. レイミステ現象を利用して左股関節内転筋を強化する。

午前19 73歳の女性。胸部単純エックス線写真を示す。考えられる疾患または状態はどれか。

1. 気　胸
2. 間質性肺疾患
3. 気管切開術後
4. 肺葉切除術後
5. 慢性閉塞性肺疾患

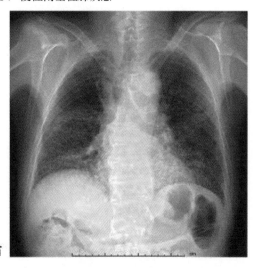

右

午前20 30歳の女性。検診で早期の乳癌と診断され、乳房温存手術を予定している。周術期理学療法を開始するにあたり、活動能力の評価方法で正しいのはどれか。

1. CFS〈cancer fatigue scale〉
2. FACT
3. KPS
4. PPI〈palliative prognostic index〉
5. TNM分類

午前21 対応があり正規分布を示さない連続変数の2群間の差を検討するのはどれか。

1. Paired-t検定
2. 一元配置分散分析
3. Kruskal-Wallis検定
4. Mann-WhitneyのU検定
5. Wilcoxon符号付順位検定

午前22 二次予防の組合せで正しいのはどれか。

1. 健常成人 ──────── 禁煙指導
2. 脂質異常症患者 ──────── 栄養指導
3. 回復期の脳血管疾患患者 ── 服薬指導
4. 急性期の脳血管疾患患者 ── 血圧管理
5. 生活期の脳血管疾患患者 ── 運動指導

午前23 筋収縮で正しいのはどれか。

1. 神経筋接合部の伝達物質はノルアドレナリンである。
2. カルシウムイオンが筋小胞体内に取り込まれる。
3. 神経支配比はそれぞれの筋で異なる。
4. エネルギー源はADPである。
5. A帯が短縮する。

午前24 課題と記憶の組合せで正しいのはどれか。

1. 自転車に乗る ──────── エピソード記憶
2. 海外旅行の思い出を語る ── 展望記憶
3. 紙や鉛筆を使わず暗算する
　　　　　　　　　　── ワーキングメモリー
4. 教師になったきっかけを説明する
　　　　　　　　　　──────── 意味記憶
5. 建物の建築方法について説明する
　　　　　　　　　　──────── 手続き記憶

午前25 インフォームドコンセントの説明で正しいのはどれか。

1. 終末期の患者は対象外である。
2. 医療法により罰則が課せられる。
3. 専門用語を用いて詳細に伝える。
4. 患者が自己決定する機会を保障する。
5. 患者は一度同意したら撤回できない。

午前26 標準予防対策で正しいのはどれか。
1．患者間の感染防止が主目的である。
2．防護具として滅菌手袋が必須である。
3．患者の汗は感染性があるものとして扱う。
4．使用後の防護具はマスクを最初に除去する。
5．患者周囲の物品に触れた後に手指衛生を行う。

午前27 関節可動域測定法（日本整形外科学会、日本リハビリテーション医学会基準1995年）に基づく下肢の関節可動域の測定法の原則で正しいのはどれか。
1．足指では底側に角度計を当てる。
2．足部の外がえしは膝関節伸展位で行う。
3．足関節では足底への動きが伸展である。
4．足部の回内・外転・背屈の複合した動きは内がえしである。
5．外反・内反という用語は足部の変形を意味するので使用しない。

午前28 認知症の周辺症状はどれか。
1．今日の日付が分からない。
2．携帯電話を使えなくなる。
3．夜になると家の中を歩き回る。
4．朝食で食べたものを思い出せない。
5．目の前にある物品の名称を言えない。

午前29 ICFで正しいのはどれか。
1．障害のある人を対象とした分類である。
2．ICIDHとは相互補完的な分類である。
3．健康状態は構成要素のひとつである。
4．社会モデルに依拠している。
5．倫理的ガイドラインがある。

午前30 関節リウマチの槌指による中足骨頭部の疼痛に対する装具で最も適切なのはどれか。
1．踵補高
2．外側フレアヒール
3．内側フレアヒール
4．逆Thomasヒール
5．メタタルザルパッド

午前31 変形性股関節症でみられるのはどれか。
1．Tinel 徴候
2．Froment 徴候
3．Romberg 徴候
4．Lhermitte 徴候
5．Trendelenburg 徴候

午前32 股関節の屈曲拘縮を調べるテストはどれか。
1．Adson テスト
2．Jackson テスト
3．Lachman テスト
4．Neer テスト
5．Thomas テスト

午前33 SIASに含まれるのはどれか。
1．意識障害
2．異常知覚
3．嚥下機能
4．測定障害
5．視空間認知

午前34 Parkinson病で正しいのはどれか。
1．感覚障害が出現する。
2．安静時振戦が出現する。
3．深部腱反射が亢進する。
4．症状の日内変動は少ない。
5．発症初期には症状が左右対称に出現する。

午前35 筋萎縮性側索硬化症で正しいのはどれか。
1．深部感覚が障害されやすい。
2．認知機能が障害されやすい。
3．筋萎縮は四肢の遠位に著しい。
4．眼球運動が早期に障害されやすい。
5．動脈血二酸化炭素分圧が低下しやすい。

午前36 熱傷部位の皮膚で正しいのはどれか。
1．壊死組織は赤色を呈する。
2．Ⅲ度熱傷は汗腺まで達しない。
3．Ⅰ度熱傷部位は植皮術を要する。
4．感染を伴うと植皮の生着が阻害される。
5．植皮後は知覚が回復してから運動を開始する。

午前37　気管切開患者に対する痰の吸引で正しいのはどれか。2つ選べ。
1．ファインクラックル〈fine crackles・捻髪音〉を聴取したので吸引する。
2．無菌的な操作を行う。
3．成人の吸引圧は80mmHg程度が推奨される。
4．吸引カテーテルの先端が気管分岐部に当たらない深さにとどめる。
5．吸引カテーテルを気道内でピストン運動させる。

午前38　大腿切断術後の切断肢で股関節の屈曲拘縮予防が図れる肢位はどれか。
1．腹臥位
2．長時間の車椅子座位
3．大腿下に枕を入れた背臥位
4．股関節・膝関節屈曲位の側臥位
5．両大腿部内側に枕を入れた背臥位

午前39　下肢の異常と金属支柱付き短下肢装具の足継手設定との組合せで正しいのはどれか。
1．尖　足　——————————　前方制動
2．反張膝　——————————　前方制動
3．立脚期の膝折れ　——————　前方制動
4．下腿三頭筋の痙縮　————　遊　動
5．前脛骨筋の弛緩性麻痺　——　遊　動

午前40　成人の心肺停止に対する1分間あたりの胸骨圧迫の回数で適切なのはどれか。
1．　20回
2．　50回
3．　70回
4．100回
5．130回

午前41　介護保険制度の特定福祉用具販売に係る給付対象品目はどれか。
1．スライディングボード
2．移動用リフトの吊具
3．ロフストランド杖
4．ベッド用手すり
5．歩行器

午前42　アキレス腱炎でみられるアライメント異常の組合せで適切なのはどれか。（採点除外）
1．骨　盤　——————————　後傾位
2．下　腿　——————————　内旋位
3．踵　骨　——————————　底屈位
4．立方骨　——————————　上方偏位
5．ショパール関節　———　外転位

午前43　Parkinson病の治療で適切でないのはどれか。
1．リズム刺激
2．ドパミン作動薬
3．脳深部刺激療法
4．経頭蓋磁気刺激法
5．ボツリヌス毒素療法

午前44　重症筋無力症患者のQMG score〈Quantitative Myasthenia Gravis score〉に含まれる評価はどれか。2つ選べ。
1．意識状態
2．嚥下機能
3．感覚障害
4．眼球運動
5．排尿機能

午前45　フレイルの判定要件でないのはどれか。
1．疲労感
2．筋力低下
3．体重減少
4．身体活動低下
5．歩行距離減少

午前46　IL〈Independent Living〉運動で正しいのはどれか。
1．1990年代後半に起こった。
2．スウェーデンが発祥である。
3．社会的排除への戦略として提唱された。
4．障害者の自己決定促進の取り組みである。
5．障害の医学的モデルに基づくものである。

午前47　QOL 評価尺度はどれか。
1．TMT
2．SF-36
3．Katz Index
4．ESCROW Profile
5．老研式活動能力指標

午前48　脊髄小脳変性症で正しいのはどれか。2
　　　　つ選べ。
1．Frenkel 体操が有効である。
2．視野障害を伴うことが多い。
3．包括的な評価指標に SARA がある。
4．有病率は人口 10 万人あたり 100 人である。
5．自律神経障害は非遺伝性に比べて遺伝性が多
　　い。

午前49　間質性肺疾患患者に対する理学療法士で
　　　　最も適切なのはどれか。
1．体位排痰法を指導する。
2．吸気筋トレーニングを指導する。
3．上肢の筋力増強運動は行わない。
4．神経筋電気刺激療法は行わない。
5．有酸素運動は SpO_2 60% を目標に実施する。

午前50　非ステロイド性抗炎症薬〈NSAIDs〉の副
　　　　作用で正しいのはどれか。
1．胃潰瘍
2．骨粗鬆症
3．多幸感
4．中心性肥満
5．低血糖

午後1　関節可動域測定法（日本整形外科学会、日
　　　　本リハビリテーション医学会基準 1995 年）
　　　　に従って図のように左股関節の可動域を測定
　　　　する。正しいのはどれか。

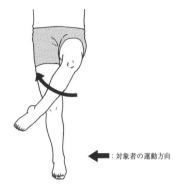

←：対象者の運動方向

1．基本軸は体幹との平行線である。
2．参考可動域は 60 度である。
3．固定部位は脊柱である。
4．移動軸は腓骨である。
5．背臥位で行う。

午後2　Daniels らの徒手筋力テストで肩関節屈曲の
　　　　段階3を測定する際、図のような代償がみられ
　　　　た。代償運動を生じさせている筋はどれか。

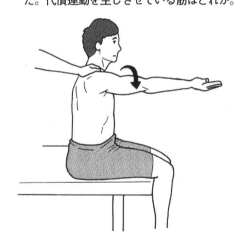

1．僧帽筋
2．棘上筋
3．大胸筋
4．上腕二頭筋
5．上腕三頭筋

午後3 45歳の男性。足底のしびれと疼痛を感じたため病院を受診した。足底に放散する痛みを自覚し、母指外転筋の筋萎縮を認めた。この患者の内果下方で陽性となる検査はどれか。

1. Silfverskiöld test
2. Single heel rising test
3. Thompson test
4. Tinel sign
5. Too many toes sign

次の文により、4、5の問いに答えよ。

51歳の女性。突然の意識障害で急性期病院に搬入された。意識レベルは JCS Ⅲ-200。血圧 182/102 mmHg。心拍数 72/分。項部硬直は陽性。発症時の頭部 CT を示す。

午後4 この患者で疑う疾患はどれか。

1. 髄膜炎
2. 脳腫瘍
3. 脳膿瘍
4. くも膜下出血
5. 急性硬膜下血腫

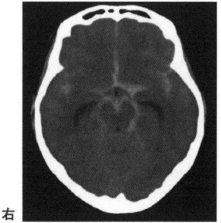

右　　　　　　　　　　左

午後5 その後、急性期病院で2週間の保存的治療を受け、回復期リハビリテーション病院に転院した。転院後、徐々に自発性低下、行動異常および頻回な転倒を認めた。転院してから約2週後の頭部 CT を示す。考えられる他の特徴的な症状はどれか。

1. 下 痢
2. 発 熱
3. 血圧上昇
4. 視野障害
5. 排尿障害

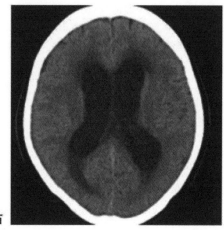

右　　　　　　　　　　左

午後6 ゴムバンドを用いて筋力増強運動を実施している様子を図に示す。この運動で最も増強される筋はどれか。

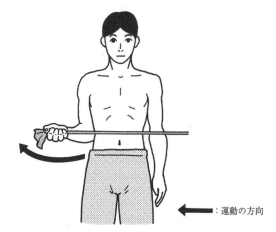

：運動の方向

1. 前鋸胸
2. 大胸筋
3. 棘下筋
4. 肩甲下筋
5. 烏口腕筋

午後7　17歳の女子。サッカー中に転倒し歩行困難となったため受診した。右足関節外側靱帯損傷と診断され、安静目的に10日間の固定を行った。短下肢装具を着用し、理学療法を開始した。正しいのはどれか。

1．足関節周囲筋のストレッチを行う。
2．歩行練習は圧痛が改善してから開始する。
3．装具はできる限り早く外すように指導する。
4．バランストレーニングは開眼片脚起立から開始する。
5．筋力トレーニングは閉鎖性運動連鎖〈CKC：closed kinetic chain〉から開始する。

午後8　図のようなクレンザック継手の機能で正しのはどれか。2つ選べ。

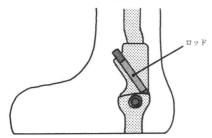
ロッド

1．背屈補助
2．背屈遊動
3．底屈制限
4．底屈制動
5．底屈補助

午後9　60歳の男性。パーキンソニズムで、すくみ足を認める。メトロノームを用いた歩行練習により、10m歩行において、歩行率が120歩/分、歩行速度が0.8m/秒に改善した。平均的な歩幅はどれか。

1．30cm
2．35cm
3．40cm
4．45cm
5．50cm

午後10　65歳の女性。右膝関節の痛みを主訴に来院した。右膝関節に軽度の屈曲制限があり、右内側広筋が軽度萎縮している。歩行時に内反膝を呈し、階段昇降時に右膝関節内側の痛みを強く感じている。装具療法で適切なのはどれか。

1．ロッカーバー
2．トーマスヒール
3．メタタルザルバー
4．外側ウェッジソール
5．内側ウェッジソール

午後11　68歳の女性。外出中、前方に転倒して受傷し、骨折に対して手術療法が行われた。術後のエックス線写真を示す。手術後の理学療法で正しいのはどれか。

1．骨癒合が得られてから荷重を開始する。
2．術直後から膝関節可動域練習を開始する。
3．ズボンを履く際は患側下肢から行うよう指導する。
4．両松葉杖で階段を降りる際は健側下肢から降ろす。
5．大腿四頭筋の筋力増強練習は等張性運動から開始する。

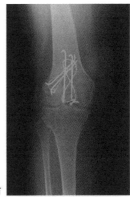

右

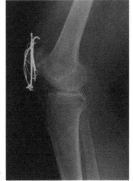
前

午後12 58歳の男性。半年前から両手の筋萎縮に気付き、最近しゃべりにくさを自覚するようになった。体重は半年で70kgから60kgに減少。MMTは両上肢の近位筋が2、遠位筋が4、両下肢が4。四肢の腱反射は亢進。舌の萎縮が認められるが明らかな嚥下障害はない。肺機能検査で%肺活量は95%。動脈血ガス分析はPaO$_2$：90 Torr、PaCO$_2$：40 Torrであった。現時点で最も適切な対応はどれか。

1．BFOの導入
2．胃瘻造設術の施行
3．気管切開術の施行
4．電動車椅子の導入
5．在宅酸素療法の導入

午後13 20歳の男性。脊髄損傷。プッシュアップ動作を図に示す。この動作が獲得可能な最も高位の機能残存レベルはどれか。

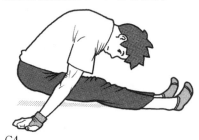

1．C4
2．C5
3．C6
4．C7
5．C8

午後14 42歳の男性。2週前に感冒症状が出現。3日前から両下肢のしびれと脱力を自覚し、症状が進行したため精査入院。握力は両側5kg未満。MMTは上肢3、下肢2。四肢の深部腱反射は消失し病的反射は認めない。表在感覚は両側下腿以下で重度に低下し異常感覚を伴う。神経伝導検査で両側正中神経および両側腓骨神経の活動電位の振幅の著明な減少を認める。最も考えられるのはどれか。

1．髄膜炎
2．多発性筋炎
3．多発性硬化症
4．筋萎縮性側索硬化症
5．Guillain−Barré症候群

午後15 5歳の女児。脳性麻痺による痙直型両麻痺。屋内での主な移動は車椅子で、監視下でPCW〈postural control walker〉を用いた歩行練習をしている。この児に対する動作指導で最も適切なのはどれか。

1．割座保持
2．補助具なしでの歩行
3．立位保持装置での立位
4．バニーホッピングでの移動
5．膝立ち位でのキャッチボール

午後16 心電図を示す。考えられるのはどれか。

1．心房細胞
2．心房粗動
3．房室ブロック
4．心室細動
5．心室期外収縮

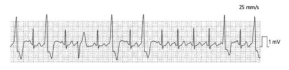

午後17 85歳の男性。急性発症2日目の脳梗塞に対して、積極的に離床を行ってもよいのはどの場合か。2つ選べ。

1．呼吸数40/分
2．心拍数80/分
3．神経症状の増悪
4．平均血圧65 mmHg以上
5．RASS〈Richmond Agitation Sedation Scale〉−3

午後18　介護予防事業にて、図のようなテストで確認可能なのはどれか

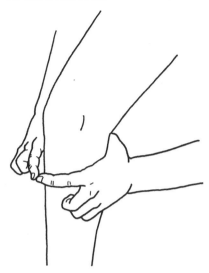

1．フレイル
2．サルコペニア
3．ダイナペニア
4．ロコモティブ症候群
5．コンパートメント症候群

午後19　理学療法の臨床実習に参加している学生。脳梗塞による左片麻痺患者の評価を臨床実習指導者と行った。患者は常に右側を向き、左側からの声かけへの反応が遅かった。担当作業療法士の診療記録から収集する検査結果で最も優先度が高いのはどれか。

1．BIT
2．FAST
3．Stroop test
4．WAIS－Ⅳ
5．WCST〈Wisconsin Card Sorting Test〉

午後20　水中での立位姿勢を図に示す。体重の約50％が免荷されるのはどれか。

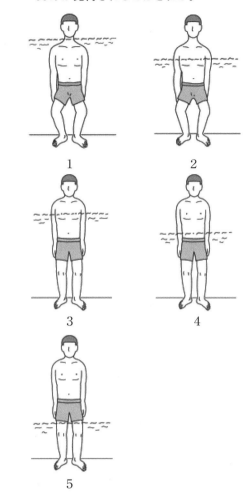

1
2
3
4
5

午後21　生活習慣病の発症・重症化予防の推進が規定された法律はどれか。

1．医療法
2．介護保険法
3．健康増進法
4．社会福祉法
5．地域保健法

午後22　予防医学に関する組合せで正しいのはどれか。（複数の選択肢を正解として採点）

1．一次予防 ——— 褥瘡対策
2．二次予防 ——— 人間ドック
3．二次予防 ——— ワクチン接種
4．三次予防 ——— 肺がん検診
5．三次予防 ——— 透析患者の運動療法

午後23 運動制御における内部モデル形成で重要な役割をもつ中枢神経系はどれか。
1. 小　脳
2. 中　脳
3. 視床下部
4. 大脳皮質
5. 大脳辺縁系

午後24 軽度の片麻痺患者が車椅子から床へ移乗する手順で誤っているのはどれか。
1. 車椅子のブレーキを確認する。
2. 殿部を座面の前方に移動する。
3. 非麻痺側の足部を十分後方に引く。
4. 上体を前傾させて麻痺側の膝を床につく。
5. 床に膝をついた側の殿部を接地させて回転するように着座する。

午後25 Lawton の IADL スケールに含まれるのはどれか。2つ選べ。
1. 意思疎通
2. 階段昇降
3. 家屋維持
4. 家計管理
5. 排泄コントロール

午後26 ICF の環境因子はどれか。
1. 職業歴
2. 屋外の移動
3. 本人の性別
4. 信仰する宗教
5. 利用可能な保健サービス

午後27 理学療法士の行動で適切なのはどれか。
1. 患者の病状を許可なく友人に伝える。
2. 患者に担当作業療法士の自宅住所を教える。
3. 先輩職員に患者宅の家屋構造を伝えて住宅改修の相談をする。
4. 患者の全身動画を自分のスマートフォンに保存して歩行を分析する。
5. 利用者限定の SNS〈Social networking service〉に患者の個人情報を投稿する。

午後28 H 反射を導出するために刺激する神経で正しいのはどれか。
1. α運動神経線維
2. γ運動神経線維
3. Ia 群求心性線維
4. Ib 群求心性線維
5. Ⅱ群求心性線維

午後29 動的バランス能力評価検査はどれか。
1. 10 m 歩行テスト
2. 6分間歩行テスト
3. Trunk control test
4. Functional reach test
4. 片脚立位バランステスト

午後30 脳神経と働きの組合せで正しいのはどれか。
1. 副神経 ──── 僧帽筋の運動
2. 滑車神経 ──── 眼球の内転運動
3. 顔面神経 ──── 咀嚼筋の運動
4. 三叉神経 ──── 舌前 2/3 の味覚
5. 舌下神経 ──── 声帯の運動

午後31 運動療法を受ける患者の自己効力感が低下する可能性が高いのはどれか。
1. 運動療法時に医療者が励ます。
2. 運動後の疲労は問題ないことを説明する。
3. 既に退院した患者の成功した治療例を伝える。
4. 類似した事柄に対して過去に成功体験がある。
5. 達成が困難な高い目標の運動課題を初めに設定する。

午後32 内側型変形性膝関節症における歩行の特徴で正しいのはどれか。
1. 歩隔は狭くなる
2. 両脚支持期は短くなる。
3. 骨盤の回旋は大きくなる。
4. 股関節伸展角度は増加する。
5. 床反力前後成分は小さくなる。

午後33 Brunnstrom法ステージⅣの判定基準で正しいのはどれか。

1．座位で肩関節90度外転が可能
2．肘関節伸展位で肩関節90度屈曲し前腕の回内外が可能
3．手指で対向つまみが可能
4．座位で下腿部の内外旋が可能
5．座位で踵接地での足関節背屈が可能

午後34 脳卒中片麻痺患者の足関節を底屈位から背屈位に他動的に動かし、最終域に若干の抵抗感を感じた。MAS〈modified Ashworth scale〉における筋緊張のレベルはどれか。

1．0
2．1
3．1+
4．2
5．3

午後35 正常歩行の立脚相で筋活動が最大となるのが最も遅いのはどれか。

1．大殿筋
2．大腿四頭筋
3．大腿二頭筋
4．前脛骨筋
5．下腿三頭筋

午後36 二重積の規定因子はどれか。2つ選べ。

1．呼吸数
2．心拍数
3．一回拍出量
4．収縮期血圧
5．動静脈酸素較差

午後37 痙直型脳性麻痺児の陽性徴候はどれか。

1．運動麻痺
2．感覚障害
3．共同運動
4．筋力低下
5．巧緻運動障害

午後38 四肢切断後の幻肢痛への対応で正しいのはどれか。2つ選べ。

1．ミラーセラピーが有用である。
2．経皮的電気刺激法は禁忌である。
3．義肢装着練習は幻肢痛を増悪させる。
4．患者に幻肢痛が残存している部位をイラストで図示させる。
5．鎮痛薬はプレガバリンよりも非ステロイド性抗炎症薬〈NSAIDs〉を優先する。

午後39 寛解期にある多発性硬化症に対する理学療法の禁忌はどれか。

1．他動的な関節可動域練習
2．中等度強度の有酸素運動
3．低強度の筋力増強練習
4．電気刺激療法
5．温熱療法

午後40 末梢神経障害による感覚障害に伴う運動失調の治療法で適切でないのはどれか。

1．重錘負荷
2．弾性緊縛帯
3．電気刺激療法
4．姿勢鏡を用いた立位練習
5．歩行補助具を用いた歩行練習

午後41 間質性肺疾患の所見で正しいのはどれか。2つ選べ。

1．湿性咳嗽を生じる。
2．拡散障害による低酸素血症を呈する。
3．呼吸機能検査で閉塞性換気障害を呈する。
4．胸部単純エックス線写真で線維化を呈する。
5．コースクラックル〈coarse crackles・水泡音〉を聴取する。

午後42 MRC〈Medical Research Council〉sum scoreによる筋力が集中治療室獲得性筋力低下〈ICU－AW〉の判定を満たすのはどれか。2つ選べ。

1．すべて同一の背臥位姿勢で測定する。
2．ICU入室時の検査で判定する。
3．両側合計で48点未満である。
4．握力が20kg未満である。
5．平均が4点未満である。

午後43 介護予防事業の基本チェックリストで低栄養判断基準となる BMI はどれか。
1. 16.5 未満
2. 18.5 未満
3. 20.5 未満
4. 22.5 未満
5. 24.5 未満

午後44 介護保険制度で対象外の住宅改修はどれか。
1. 浴室段差の解消
2. 階段昇降機の設置
3. 外階段に手すりの設置
4. トイレ扉を引き戸に交換
5. 和式便座を洋式便座に交換

午後45 特別支援学校の教育環境で誤っているのはどれか。
1. 自立活動関係教室を設置する。
2. 発達障害を有する児も在籍する。
3. 学級編成人数は 10 名以上である。
4. 複数の食形態での食事が可能である。
5. ベッドタイプのトイレが併設された学校もある。

午後46 NICU 入室中の低緊張児に対する理学療法で優先順位が低いのはどれか。
1. 装具療法
2. 運動発達指導
3. 呼吸理学療法
4. ポジショニング
5. 保護者への育児指導

午後47 予防接種法に基づく集団予防を目的とした定期接種に該当する疾患で正しいのはどれか。2つ選べ。
1. A 型肝炎
2. B 型肝炎
3. 日本脳炎
4. インフルエンザ
5. 流行性耳下腺炎

午後48 歩行練習中に患者が転倒した場合、最も優先して行うのはどれか。
1. 患者の安全確保
2. 主治医への報告
3. 診療録への記載
4. スタッフへの応援要請
5. バイタルサインの測定

午後49 骨折の名称と部位の組合せで正しいのはどれか。2つ選べ。
1. Cotton 骨折 ——— 大腿骨
2. Dupuytren 骨折 —— 第1中手骨
3. Galeazzi 骨折 ——— 橈 骨
4. Jefferson 骨折 ——— 環 椎
5. Straddle 骨折 ——— 上腕骨

午後50 ADL 評価で正しいのはどれか。
1. Barthel index で自立の得点は 7 点である。
2. Barthel index は食事の支度の項目を含む。
3. FIM では時間をかけても一人でできれば完全自立である。
4. FIM はできる ADL を評価する。
5. WeeFIM は小児の ADL を評価する。

●●●●●●●●●●解 答●●●●●●●●●●

＊複数の選択肢を正解とする問題があります。
 （例えば、選択肢１と選択肢４が正解の場合、「14」と表記しています。）
＊設問に不適切があるため、正解が得られない問題は、「なし」と表記しています。

●●●●●●●●解答用紙●●●●●●●●
（マークシート練習用）

	50回	51回	52回	53回	54回	55回	56回	57回	58回	59回
午前1	15	4	4	4	14	25	3	5	13	5
午前2	5	45	4	34	3	4	2	5	3	2
午前3	35	3	5	35	3	3	23	1	5	5
午前4	3	3	25	なし	5	1	なし	14	35	3
午前5	4	2	5	1	5	45	5	4	3	4
午前6	4	5	5	1	1	1	2	4	2	5
午前7	34	5	1	3	5	5	5	3	3	5
午前8	5	4	4	2	5	1	3	2	1	4
午前9	1	2	15	3	4	3	4	3　4	4	2
午前10	3	1	3	3	4	3	4	4	3	4
午前11	2	5	2	3	5	1	1	14	4	23
午前12	3	5	5	3	13	4	2	4	2	5
午前13	5	1	5	45	3	3	3	2	3	4
午前14	5	3	3	4	2	5	2	4	1	2
午前15	3	5	2	3	4	2	5	3	5	3
午前16	4	4	4	1	15	3	3	2	4	4
午前17	5	3	24	4	なし	5	2	4	4	3
午前18	5	4	3	4	35	5	5	14	4	3
午前19	3	5	2	5	5	1	35	5	5	2
午前20	5	5	5	5	5	3	4	2	2	3
午前21	25	2	1	4	2	4	5	2	3	5
午前22	23	4	4	4	4	4	2	13	2	2
午前23	1	1	3	2	4	3	4	2	14	3
午前24	5	5	4	1	1	1	1	15	5	3
午前25	1	5	1	3	2	34	3	4	3	4
午前26	4	2	4	1	1	4	2	2	5	5
午前27	1	2	4	3	4	4	2	1	14	5
午前28	4	3	3	24	23	5	24	4	1	3
午前29	3	4	4	4	5	2	14	45	3	5
午前30	5	3	2	5	5	2	2	3	5	5
午前31	4	3	1	1	4	45	5	3	3	5
午前32	5	5	3	2	5	2	1	5	4	5
午前33	5	13	5	5	5	2	1	34	5	5
午前34	1	5	24	2	45	4	4	35	3	2
午前35	1	5	5	2	1	3	4	3	4	3
午前36	2	5	1	4	4	13	3	2	4	4
午前37	1	3	3	2	2	4	1	2	4	24
午前38	2	3	1	3	1	5	4	5	4	1
午前39	4	1	2	35	4	1	3	1	2	3
午前40	1	4	4	3	13	4	4	3	15	4
午前41	2	5	5	2	3	4	4	3	5	2
午前42	5	5	4	5	3	23	1	3	4	
午前43	12	1	3	2	3	1	5	3	1	5
午前44	2	2	2	3	1	2	2	4	3	24
午前45	12	1	5	3	14	2	4	2	3	5
午前46	14	4	5	3	3	3	2	3	4	4
午前47	1	2	3	3	5	1	5	2	5	2
午前48	5	3	4	4	5	3	2	4	2	13
午前49	3	3	3	2	2	4	2	2	4	2
午前50	4	4	4	5	13	5	4	1	5	1
	50回	51回	52回	53回	54回	55回	56回	57回	58回	59回

	50回	51回	52回	53回	54回	55回	56回	57回	58回	59回
午後1	45	1	2	2	3	4	5	4	3	5
午後2	4	4	5	24	4	4	2	2	4	4
午後3	25	34	1	24	4	1	23	3	1	4
午後4	1	1	1	なし	5	5	3	2 ¦ 5	2	4
午後5	5	24	2	5	3	5	3	2	1	5
午後6	5	1	1	4	3	4	1	5	5	3
午後7	1	4	15	4	5	1	2	2	3	1
午後8	2	1	1	1	4	5	4	3	4	23
午後9	2	4	1	1	4	5	2	2	2	3
午後10	4	4	4	5	3	3	5	なし	3	4
午後11	5	5	2	4	4	3	4	5	1	3
午後12	1	2	2	2	1	4	4	1	3	1
午後13	4	5	3	3	5	5	4	2	1	3
午後14	5	3	1	25	4	4	2	3	3	5
午後15	4	3	5	1	2	4	2	2 ¦ 3	2	5
午後16	2	なし	2	3	35	4	3	なし	34	5
午後17	4	3	3	45	5	5	1	2	2	24
午後18	2	3	2	1	5	3	2	3	1	2
午後19	4	3	1	3	1	2	1	3	1	1
午後20	5	1	3	3	5	1	1	2	1	4
午後21	45	2	5	4	1	5	15	3	5	3
午後22	25	34	3	2	4	2	4	5	1	2 ¦ 5
午後23	35	なし	1	4	1	1	4	5	34	1
午後24	4	1	24	3	24	2	3	24	5	4
午後25	5	3	4	3	3	2	5	13	5	34
午後26	2	1	2	4	3	5	2	34	5	5
午後27	23	2	34	1	1	45	2	2	2	3
午後28	4	4	35	1	3	なし	4	4	1	3
午後29	1	4	12	12	4	1	5	3	4	4
午後30	3	3	4	2	12	3	34	5	3	1
午後31	3	4	2	1	4	4	13	23 25 35	4	5
午後32	13	4	5	2	1	2	3	3	4	5
午後33	2	14	3	4	4	2	3	5	4	5
午後34	12	4	4	4	5	15	5	3	5	2
午後35	4	2	3	4	4	2	2	15	5	5
午後36	2	5	4	5	14	1	4	34	5	24
午後37	3	3	3	1	4	4	35	2	2	3
午後38	1	1	5	24	1	5	1	5	3	14
午後39	1	3	4	3	2	2	4	4	2	5
午後40	3	45	2	3	2	25	5	3	3	3
午後41	5	5	4	34	2	5	3	4	34	24
午後42	4	4	3	5	24	1	4	4	4	35
午後43	3	4	5	2	4	1	3	3	なし	2
午後44	34	1	23	3	5	2	23	1	4	2
午後45	35	3	5	2	4	1	1	5	1	3
午後46	1	2	1	2	2	2	3	4	2	1
午後47	34	4	3	1	5	1	1	3	13	23
午後48	2	5	4	1	1	2	3	5	4	1
午後49	3	23	1	12	5	5	2	4	5	34
午後50	35	2	1	2	2	1	5	5	4	5
	50回	51回	52回	53回	54回	55回	56回	57回	58回	59回

解答

189

解答用紙（練習用）

1	① ② ③ ④ ⑤
2	① ② ③ ④ ⑤
3	① ② ③ ④ ⑤
4	① ② ③ ④ ⑤
5	① ② ③ ④ ⑤
6	① ② ③ ④ ⑤
7	① ② ③ ④ ⑤
8	① ② ③ ④ ⑤
9	① ② ③ ④ ⑤
10	① ② ③ ④ ⑤
11	① ② ③ ④ ⑤
12	① ② ③ ④ ⑤
13	① ② ③ ④ ⑤
14	① ② ③ ④ ⑤
15	① ② ③ ④ ⑤
16	① ② ③ ④ ⑤
17	① ② ③ ④ ⑤
18	① ② ③ ④ ⑤
19	① ② ③ ④ ⑤
20	① ② ③ ④ ⑤
21	① ② ③ ④ ⑤
22	① ② ③ ④ ⑤
23	① ② ③ ④ ⑤
24	① ② ③ ④ ⑤
25	① ② ③ ④ ⑤
26	① ② ③ ④ ⑤
27	① ② ③ ④ ⑤
28	① ② ③ ④ ⑤
29	① ② ③ ④ ⑤
30	① ② ③ ④ ⑤
31	① ② ③ ④ ⑤
32	① ② ③ ④ ⑤
33	① ② ③ ④ ⑤
34	① ② ③ ④ ⑤
35	① ② ③ ④ ⑤
36	① ② ③ ④ ⑤
37	① ② ③ ④ ⑤
38	① ② ③ ④ ⑤
39	① ② ③ ④ ⑤
40	① ② ③ ④ ⑤
41	① ② ③ ④ ⑤
42	① ② ③ ④ ⑤
43	① ② ③ ④ ⑤
44	① ② ③ ④ ⑤
45	① ② ③ ④ ⑤
46	① ② ③ ④ ⑤
47	① ② ③ ④ ⑤
48	① ② ③ ④ ⑤
49	① ② ③ ④ ⑤
50	① ② ③ ④ ⑤
51	① ② ③ ④ ⑤
52	① ② ③ ④ ⑤
53	① ② ③ ④ ⑤
54	① ② ③ ④ ⑤
55	① ② ③ ④ ⑤
56	① ② ③ ④ ⑤
57	① ② ③ ④ ⑤
58	① ② ③ ④ ⑤
59	① ② ③ ④ ⑤
60	① ② ③ ④ ⑤
61	① ② ③ ④ ⑤
62	① ② ③ ④ ⑤
63	① ② ③ ④ ⑤
64	① ② ③ ④ ⑤
65	① ② ③ ④ ⑤
66	① ② ③ ④ ⑤
67	① ② ③ ④ ⑤
68	① ② ③ ④ ⑤
69	① ② ③ ④ ⑤
70	① ② ③ ④ ⑤
71	① ② ③ ④ ⑤
72	① ② ③ ④ ⑤
73	① ② ③ ④ ⑤
74	① ② ③ ④ ⑤
75	① ② ③ ④ ⑤
76	① ② ③ ④ ⑤
77	① ② ③ ④ ⑤
78	① ② ③ ④ ⑤
79	① ② ③ ④ ⑤
80	① ② ③ ④ ⑤
81	① ② ③ ④ ⑤
82	① ② ③ ④ ⑤
83	① ② ③ ④ ⑤
84	① ② ③ ④ ⑤
85	① ② ③ ④ ⑤
86	① ② ③ ④ ⑤
87	① ② ③ ④ ⑤
88	① ② ③ ④ ⑤
89	① ② ③ ④ ⑤
90	① ② ③ ④ ⑤
91	① ② ③ ④ ⑤
92	① ② ③ ④ ⑤
93	① ② ③ ④ ⑤
94	① ② ③ ④ ⑤
95	① ② ③ ④ ⑤
96	① ② ③ ④ ⑤
97	① ② ③ ④ ⑤
98	① ② ③ ④ ⑤
99	① ② ③ ④ ⑤
100	① ② ③ ④ ⑤

（注）国家試験の形式と同じではありません。マークシートの練習用として、コピーして使って下さい。

解答用紙（練習用）

問題	1	2	3	4	5	6	7	8	9	10	11	12	13	14	15	16	17	18	19	20
選択肢	①②③④⑤	①②③④⑤	①②③④⑤	①②③④⑤	①②③④⑤	①②③④⑤	①②③④⑤	①②③④⑤	①②③④⑤	①②③④⑤	①②③④⑤	①②③④⑤	①②③④⑤	①②③④⑤	①②③④⑤	①②③④⑤	①②③④⑤	①②③④⑤	①②③④⑤	①②③④⑤

問題	21	22	23	24	25	26	27	28	29	30	31	32	33	34	35	36	37	38	39	40
選択肢	①②③④⑤	①②③④⑤	①②③④⑤	①②③④⑤	①②③④⑤	①②③④⑤	①②③④⑤	①②③④⑤	①②③④⑤	①②③④⑤	①②③④⑤	①②③④⑤	①②③④⑤	①②③④⑤	①②③④⑤	①②③④⑤	①②③④⑤	①②③④⑤	①②③④⑤	①②③④⑤

問題	41	42	43	44	45	46	47	48	49	50	51	52	53	54	55	56	57	58	59	60
選択肢	①②③④⑤	①②③④⑤	①②③④⑤	①②③④⑤	①②③④⑤	①②③④⑤	①②③④⑤	①②③④⑤	①②③④⑤	①②③④⑤	①②③④⑤	①②③④⑤	①②③④⑤	①②③④⑤	①②③④⑤	①②③④⑤	①②③④⑤	①②③④⑤	①②③④⑤	①②③④⑤

問題	61	62	63	64	65	66	67	68	69	70	71	72	73	74	75	76	77	78	79	80
選択肢	①②③④⑤	①②③④⑤	①②③④⑤	①②③④⑤	①②③④⑤	①②③④⑤	①②③④⑤	①②③④⑤	①②③④⑤	①②③④⑤	①②③④⑤	①②③④⑤	①②③④⑤	①②③④⑤	①②③④⑤	①②③④⑤	①②③④⑤	①②③④⑤	①②③④⑤	①②③④⑤

問題	81	82	83	84	85	86	87	88	89	90	91	92	93	94	95	96	97	98	99	100
選択肢	①②③④⑤	①②③④⑤	①②③④⑤	①②③④⑤	①②③④⑤	①②③④⑤	①②③④⑤	①②③④⑤	①②③④⑤	①②③④⑤	①②③④⑤	①②③④⑤	①②③④⑤	①②③④⑤	①②③④⑤	①②③④⑤	①②③④⑤	①②③④⑤	①②③④⑤	①②③④⑤

©電気書院編集部 2024

2025年版　理学療法士国家試験
過去問題集　専門問題10年分

2024年 7月 5日　第1版第1刷発行

編　者　電 気 書 院 編 集 部
発行者　田　　中　　　聡

発　行　所
株式会社 電 気 書 院
ホームページ　www.denkishoin.co.jp
（振替口座　00190-5-18837）
〒101-0051　東京都千代田区神田神保町1-3 ミヤタビル2F
電話(03)5259-9160／FAX(03)5259-9162

印刷　中央精版印刷株式会社
Printed in Japan／ISBN978-4-485-30434-1

[本書の正誤に関するお問い合せ方法は，最終ページをご覧ください]

書籍の正誤について

万一，内容に誤りと思われる箇所がございましたら，以下の方法でご確認いただきますよう
お願いいたします．

なお，正誤のお問合せ以外の書籍の内容に関する解説や受験指導などは**行っておりません**．
このようなお問合せにつきましては，お答えいたしかねますので，予めご了承ください．

正誤表の確認方法

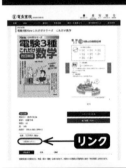

最新の正誤表は，弊社Webページに掲載しております．書
籍検索で「正誤表あり」や「キーワード検索」などを用いて，
書籍詳細ページをご覧ください．
正誤表があるものに関しましては，書影の下の方に正誤表を
ダウンロードできるリンクが表示されます．表示されないも
のに関しましては，正誤表がございません．

弊社Webページアドレス
https://www.denkishoin.co.jp/

正誤のお問合せ方法

正誤表がない場合，あるいは当該箇所が掲載されていない場合は，書名，版刷，発行年月
日，お客様のお名前，ご連絡先を明記の上，具体的な記載場所とお問合せの内容を添えて，
下記のいずれかの方法でお問合せください．
回答まで，時間がかかる場合もございますので，予めご了承ください．

郵便で 問い合わせる	郵送先	〒101-0051 東京都千代田区神田神保町1-3 ミヤタビル2F ㈱電気書院　編集部　正誤問合せ係
FAXで 問い合わせる	ファクス番号	**03-5259-9162**
ネットで 問い合わせる	弊社Webページ右上の **「お問い合わせ」** から **https://www.denkishoin.co.jp/**	

お電話でのお問合せは，承れません

（2022年5月現在）

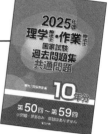
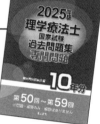
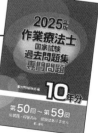